中華醫學會腎臟病學分會

肾脏病科普丛书

慢性肾脏病，早知方好治

MANXING SHENZANGBING
ZAOZHI FANGHAOZHI

主　　编　刘志红
执行主编　刘章锁

U0339241

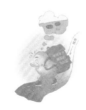 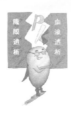 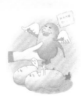

郑州大学出版社
郑州

图书在版编目(CIP)数据

慢性肾脏病,早知方好治/刘志红主编. —郑州:郑州大学出版社,
2013.9(2016.8 重印)

(肾脏病科普丛书)

ISBN 978-7-5645-1579-9

Ⅰ.①慢⋯ Ⅱ.①刘⋯   Ⅲ.①慢性病-肾疾病-防治-普及读物
Ⅳ.①R692-49

中国版本图书馆 CIP 数据核字（2013）第 222722 号

郑州大学出版社出版发行

郑州市大学路 40 号
出版人:张功员
全国新华书店经销
河南文华印务有限公司印制
开本:710 mm×1 010 mm 1/16
印张:5.25
字数:85 千字
版次:2013 年 9 月第 1 版

邮政编码:450052
发行部电话:0371-66966070

印次:2016 年 8 月第 3 次印刷

书号:ISBN 978-7-5645-1579-9 定价:22.00 元
本书如有印装质量问题,由本社负责调换

编委名单

主　　编　刘志红(院士　南京军区南京总医院)

执行主编　刘章锁(教授　郑州大学第一附属医院)

编　　委　(按姓氏笔画排序)

　　　　　叶文玲　刘　芳　刘　宏　刘必成
　　　　　刘茂东　李贵森　张　春　陈　旻
　　　　　陈　崴　郁胜强　周秋根　周晓玲
　　　　　赵占正　胡伟新　姜　虹　姚　丽
　　　　　郭明好　章海涛　梁献慧　谢静远

秘　　书　梁献慧

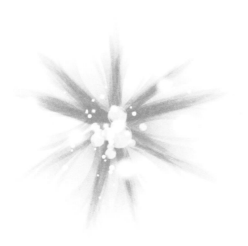

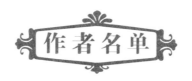

作者名单

主　　编　　刘志红

执行主编　　刘章锁

本书编者　　（按姓氏笔画排序）

王晓阳　　王瑞阳　　乔颖进　　刘东伟
刘芳婕　　刘应中　　张晓雪　　张雪峰
陈　旻　　赵占正　　姚　丽　　徐天华
常冬元　　梁献慧　　赖青颖

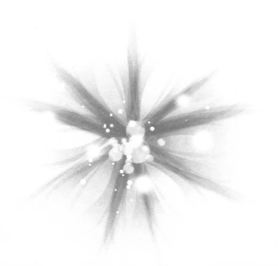

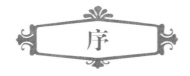

序

以患者为中心,是当代医学最突出的特征。它要求医生不仅从生理、病理、病因、治疗选择等方面来帮助患者解除病痛,更要求他们能与患者一起感受并体会生命的痛苦与快乐,人性的卑微与崇高,死亡的过程与意义。而要做到这一点,医生依据自己的专业知识,借助深入浅出、通俗易懂的科普读物,帮助患者了解疾病的过程及治疗选择,普及疾病的防治知识,将有助于在医生、患者及家属之间进行更深层次的沟通,在充分尊重患者的基础上提供更人性化的医疗服务。因此,从这个意义上讲,普及医学科学知识、传播防病治病的基本常识,不仅是医务工作者仁心仁术的展现,也是他们义不容辞的职责。

中华医学会肾脏病学分会(CSN)组织全国近20位理论扎实、经验丰富的肾脏病专家编写了这部肾脏病科普丛书,其中很多专家是在中国肾脏病学界开始崭露头角的学会的青年委员。丛书共分4册,16部分,内容涵盖了原发性肾脏病和多种继发性肾脏病,从早期预防谈到了尿毒症的治疗,从日常饮食谈到了治疗用药,从如何应对各种病症谈到了提高生活质量的重要性。该丛书多采用疑问式或比喻式命题,文字浅显易懂,编排生动有趣,图文并茂,引人入胜,不愧是一套集科学性、通俗性和艺术性为一体的优秀的肾脏病科普丛书。

　　慢性肾脏病是我国常见的重大慢性疾病之一，并以其患病率高、治疗费用高、病死率高成为危害人类健康的公共卫生问题。在全社会提高对肾脏病的知晓度，加强肾脏病的早期预防，提高肾脏病的诊治水平是中华肾脏病学会的重要任务之一。本丛书的出版发行是我们践行学会宗旨，服务社会的具体行动。在此，我郑重地向广大肾脏病患者及其家属们，向相关医护人员和社区服务人员推荐此套丛书，希望你们能结合自己的需求，通过阅读此书，了解人体的肾及其功能，认识肾脏病的表现，在明白肾脏病是一个常见病和危害人体健康疾病的同时，也知道慢性肾脏病是一个可以预防和治疗的疾病。

　　在此，我向参加本科普丛书编写的所有专家和其他工作人员表示衷心的感谢，特别要感谢本丛书的执行主编刘章锁教授和他所带领的团队为这项工程所付出的努力和辛劳，同时也要感谢刘必成教授和胡伟新教授对本书的审校和提供的专业咨询。本套丛书的出版得到了国家973计划"常见肾小球疾病发病机制及其早期诊断"项目的资助，NO. 2012CB517600（NO. 2012CB517606）。希望本丛书能为慢性肾脏病的科普做出点滴贡献，希望我们的努力能为广大肾脏病患者提供科学有用的知识，并给他们带来更多的福祉。

刘志红

中国工程院院士

中华医学会肾脏病学分会主任委员

2013 年 8 月

前言

　　这是一个追求健康的时代，这是一个顾不上健康的时代；

　　这是一套普通的科普，这是一套不普通的科普；

　　这是为患病的人写的，这是为未病的人写的。

　　世界上，每个人惧怕什么是不完全一样的。但有一样大抵都怕，那就是病。在这些病里，如果可以选择，肾脏病至少也不是人们想要的那种。据调查，每个人都爱自己的肾，都烦肾脏病。但我们的爱和恨并不能改变这个世界。

　　假如我们能了解肾，了解肾脏病，那么就可以改变一些东西，从而使事物朝着有利于我们健康的方向发展。但您不是医生，只是"普通百姓"，那就从这套科普丛书开始吧。

　　此系列丛书由刘志红院士亲自领导，由全国近 20 位经验丰富的肾脏病专家编纂。丛书共分 4 册、16 部分、80 个问题，从原发肾脏病谈到继发肾脏病，从饮食谈到用药，从预防谈到治疗，从生活谈到生存。每册由一名中华肾脏病学会全国委员审核把关，保证了此套丛书的科学性；每部分由一位中华肾脏病学会青年委员负责编写，保证了此套丛书的科普性；每个问题分给一个普通居民或患者试读提议，保证了丛书的可读性。丛书在编写过程中，或从编者手头的一个病例入手，或从一个普通居民讨论的热点入手，或从社会关注的一个焦点入手,用通俗易懂的语言,引入要说明的肾健康问题,力求深入浅出,用最通俗的语言普及最专业的肾脏病知识,让每个人都能读,都能读懂。此外,每个问题前引言和插图的巧妙应用是本套系列丛书的另一大特色,每条引言,皆经我们反复琢磨、仔细推敲,以求风趣易懂、言简意赅;每幅插图,皆由美编亲自设计、潜心力作,以求合题合意、优质精美。

诚然,作为科普丛书,个别措词与专业书籍难免有一定出入,因此,此书仅仅是一部科普丛书,它所提供的信息并不完全等同于医生的医嘱,不能照本引用。由于时间仓促、工作量大,编者水平所限,书中错误在所难免,真诚地希望广大专家不吝赐教,也希望广大读者批评指正。

刘章锁

郑州大学第一附属医院

郑州大学肾脏病研究所

2013 年 8 月

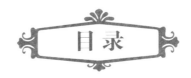

目录

认识慢性肾脏病

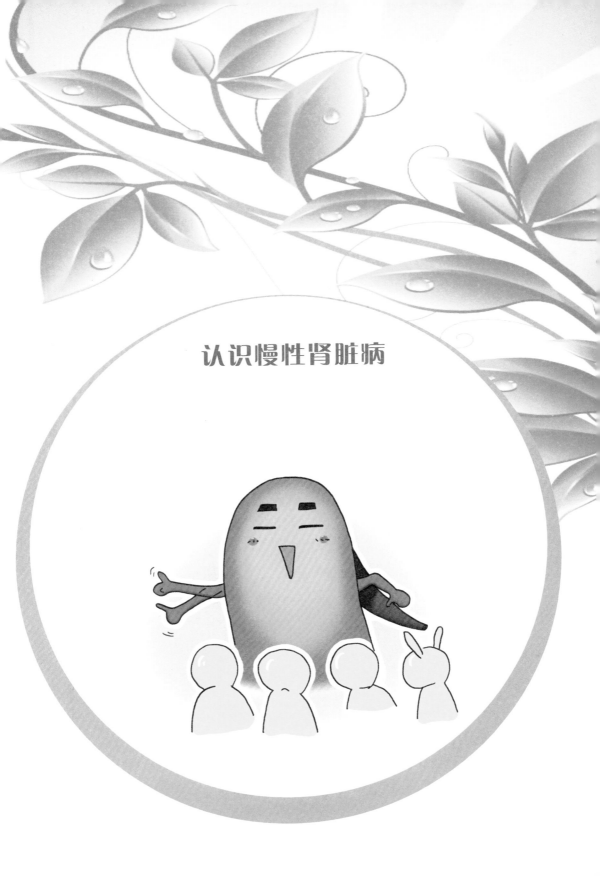

慢性肾脏病很少见吗

高调排毒，低调做「肾」，
小损无语，中损不语，大损轻语。
肾的性格可谓「肾」藏不露。

慢性肾脏病，您知道吗 ◄◄◄

说到"慢性肾脏病"，对于没有亲身经历或者见过亲朋好友得此病的人来说，这或许是一个较为陌生的概念。但它离我们并不遥远。2012年3月在《柳叶刀》上发表的由北京大学第一医院肾内科王海燕教授牵头的"中国慢性肾脏病流行病学调查"结果显示，我国成年人群中慢性肾脏病的患病率为10.8%，在我国北方和西南部地区，这一比例更是高达16.9%和18.3%。据此估计，我国现有成年慢性肾脏病患者约1.2亿，这提示慢性肾脏病在我国已经成为比糖尿病更常见的慢性非传染性疾病，亟须引起关注。既然患者数如此之多，为何我们对它还如此陌生？据统计，在诸多的慢性肾脏病患者中，仅12.5%知道自己患有肾脏病，与慢性肾脏病的高患病率极不平行。那就让我们揭开慢性肾脏病的面纱，看看关于它那些不可不知的真相。

如果对"慢性肾脏病"感到陌生，那么提到另一个词"尿毒症"，想必很多人都有所耳闻,它是慢性肾脏病的晚期状态。我们常常在电视里看到为不幸罹患此病的人募捐集资的报道,那样的场景所产生的震撼力,使"尿毒症"这个词在老百姓眼中几乎可以与"绝症"画上等号。大家都知道,这种病不仅需要依赖长期透析,而且根治的方法只有肾移植一条路可走,其对家庭产生的长期、巨大的经济和心理负担更是让人不寒而栗。

慢性肾脏病如何一步一步靠近 ‹ ‹ ‹

所有疾病的进展演化都有一个过程,慢性肾脏病并不是在起病之初就是这样一副凶神恶煞的模样。纵观整个慢性肾脏病的进展过程,从轻到重依次可以划分为 5 期,"尿毒症"属于第 5 期,是慢性肾脏病进展到最严重的阶段。此时的肾已病入膏肓,如不及时采取措施,有性命之忧。但在慢性肾脏病的初期阶段,虽然有尿蛋白、尿潜血等异常,肾功能还是正常的,肾仍可以胜任产生尿液、排出体内毒素、维持人体内水与电解质平衡的重任。由于肾没有知觉,所以人体一般没有不适之感。如果不经妥善诊治,它往往就安静地、不动声色地往更严重的阶

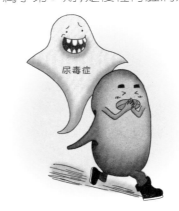

段发展,等到我们醒悟,肾功能衰退已经不可逆转,悔之晚矣。这就是慢性肾脏病的一大特点——症状隐匿,易延误病情。

慢性肾脏病的这一特点取决于这个病的主角——肾特有的功能与结构。这一对隐藏在我们腹腔深部、紧贴于肋脊角处(俗称腰部)的脏器掌管整个身体的水运平衡,它勤勤恳恳地日夜工作,一刻不停地过滤着我们血液中有害的废物,通过产生尿液排出体外,同时还利用它各种设计精巧的水泵工程,维持着我们体内水及电解质的平衡。它不光精通水运,在人体内分泌的调节中也起着重要作用。我们血液中的红细胞需要依靠肾产生的促红细胞生成素刺激骨髓才能生产成熟,构成我们强健体魄的骨骼也依靠肾对钙磷元素的调节作用才能保持它的强硬本质。它还可以生成肾素,这在人体血压的长期调节中起着重要作用。

可想而知,如果这样一个重要脏器受损,人体内环境失衡所引发的灾难就会席卷全身。

肾排泄尿液、维持水和电解质平衡的功能主要依赖于组成它的成千上万个肾单位。每个肾都有约 100 万个肾单位,每天要清洁 170 多升的血液。所谓肾单位,是肾执行其功能的最小结构,它由肾小球和肾小管两部分构成,从形态上看如同伊甸园中偷吃苹果的蛇。"苹果"就是负责滤过血液的肾小球,它本质上是肾动脉的终末分支,是一团盘绕成球的血管团,血液经过时,其中的小分子物质如水、尿素、离子等就透过血管团的滤过膜滤出来,形成最原始的尿液

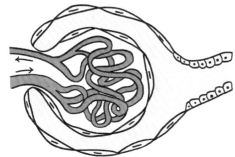

肾单位结构示意图

(原尿),这些液体如同鲜美的果汁落入"蛇"的嘴巴——肾小囊里。肾小囊向远端延伸就是负责加工原始尿液的肾小管,它如同一条长蛇盘绕、延伸,原尿中的物质在它腹中经过重吸收、排泄、浓缩、稀释等一系列加工过程,形成最终的尿液(终尿),携带着肌酐、尿素等人体代谢废物排出体外。

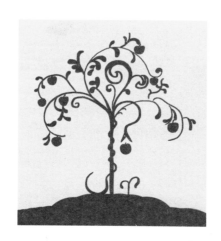

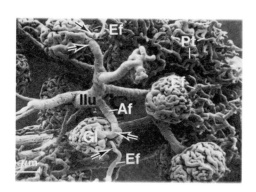

整个肾就如同一颗挂满苹果的树,每颗果实上都悬挂着一条贪吃的蛇。果实数量众多,储备丰富,它们在一般情况下并非全部处于工作

状态。如果其中一部分受损，其余部分会代偿性地增加工作量，以补偿丧失的那部分肾功能，从而保证肾整体的正常运转。正因为肾这一强大的储备能力，当只有部分肾受损时我们可以毫无症状。当表现出明显病症时，果树的大部分结构已经坏死，坏死的部分无法再生，残存肾单位无法负担其总体功能，负荷过重更加速其衰退，此刻就真的回天乏术了。因此，对于慢性肾脏病，我们需要有一双明察秋毫的眼睛。早期预防、早期发现，是针对慢性肾脏病最重要的对策。

下面这样的例子并不少见。有一位姑娘，正当 20 多岁的青春年华，国外求学归来在国内找到一份不错的工作，为未来的幸福生活辛勤打拼。但渐渐她开始觉得容易疲劳，时时搏动性头痛。起初以为是工作辛苦所致，并不在意，直到某天她突然完全吃不下东西，慌忙到医院就诊，一检查发现血压、血肌酐显著升高，已经是慢性肾脏病 5 期，需要透析治疗了。为什么起病如此突然？仔细询问才知道，在出国前的体检中她就已经发现尿中蛋白和潜血阳性，可是未予重视，耽误了这么多年才来就诊，实在让人扼腕叹息。

揭开慢性肾脏病的神秘面纱 ◀◀◀

肾没有像心搏般跳动的状态，也不像胃会因吃得过饱而有胀痛的感觉；它任劳任怨，默默地扮演着体内"清道夫"的角色，过滤并清除代谢产物。正因为如此，它所受的伤害也是无声的；等到出现症状时再就诊，肾功能可能已丧失大半。

头晕、头痛、失眠、腰酸、眼睑水肿、面色晦暗、起夜增多、精力不集中……这些看上去很平常的小症状往往会被人们忽视，但却常常出现在慢性肾脏病的早期。当肾功能的破坏大于 75％ 时，患

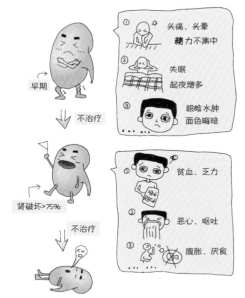

者才会出现贫血、乏力、恶心、呕吐、腹胀、厌食等不适，这时人们才会去医院看病。但由于表现在其他系统，很容易把人们引入歧途，胃口不好的看消化科，贫血的去看血液科，很少有人想到是肾出了毛病，甚至还有很多人胡乱投医用药。笔者曾经遇到过一位高血压病的患者，血压长年升高却没有按正规疗法服药，渐渐地她觉得食欲差、浑身乏力，不时有恶心、呕吐的症状。起初她还以为是得了"胃病"，找来许多据说可以调理胃肠道的"偏方"给自己治病，后来实在撑不住了才到医院看病，殊不知她的种种症状正是长年高血压导致肾损害最终进入肾衰竭状态的表现，而她服用的很多药物尤其是那些成分不明的民间药方都具有肾毒性，在不知不觉间加重了肾损害。等她终于明白病因后悔不已时，已无可奈何，只能靠透析维持生命。这就是慢性肾脏病的第二大特点——症状导向，容易误诊。很多肾衰竭患者都走过误诊、漏诊的弯路，等到肾内科就诊时，往往肾剩余的功能已经很少，最终只能通过血液透析、腹膜透析或肾移植来维持生命。又或者一些存在高危因素的人群，如糖尿病、高血压、既往未经诊治的尿检异常（就像上面说的那位姑娘）等，对自己原有疾病不重视，放任其发展，长此以往对肾造成损害，这也是许多慢性肾脏病进展的罪魁祸首。

那么，慢性肾脏病是如何诊断的？如何早期预防、早期发现？在接下来的章节里我们会详细阐述。

什么是慢性肾脏病

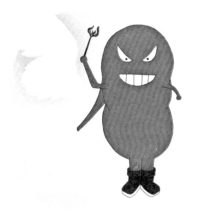

慢性不等于轻微。
慢则悄无声息，
发则牵制全身。

慢性肾脏病的定义

相信看了上面的章节，大家已经对慢性肾脏病的特点有了初步认识，下面就让我们进一步深入了解慢性肾脏病是如何诊断的。

在临床上，慢性肾脏病的诊断标准有如下两条：①肾损害的时间超过 3 个月，伴或不伴肾小球滤过率的下降；②明确肾小球滤过率（GFR）小于 60[单位是：毫升/（分·1.73 米²）]的时间超过 3 个月。

依据这两条标准，我们来仔细解说一下何谓慢性肾脏病。所谓肾损害，是指肾的结构或功能发生异常。结构上的异常可表现为形态学、病理学或影像学异常。其中形态学或影像学的信息我们主要通过肾超声（见下文）来获得，而病理学则主要通过肾穿刺活检取得肾组织，借助多种染色技术直接在显微镜下观察肾结构，获得关于肾组织的相关信息。慢性肾脏病在镜下可以表现为肾小球的萎缩、闭锁，肾小管间质的纤维化等。另外，尿检成分异常，也就是尿常规检查发现血尿、蛋白尿、管型等，也提示肾结构受到了破坏。肾功能的异常则是指肾由于结构破坏严重，到了不可代偿的地步，从而无法正常排出人体代谢产物，表现为化验血液时血肌酐、尿素、尿酸、血钾等成分的异常升高。肾小球滤过率就是临床上用于评价肾功能的指标（这个概念我们会在第二册"肾病综合征"中详述）。如果出现以上任何一条异常，都提示肾受损，有时候这些异常是一过性、可以纠正的，但如果持续得不到纠正且时间超过 3 个月，我们在临床上就可以诊断慢性肾脏病。

在平时的体检中，人们可以通过化验以下这些简单的指标来发现慢性肾脏病。①尿蛋白：主要包括尿常规中蛋白质的定性检查、24 小时尿蛋白的定量检查等。②血肌酐：这个指标可以间接反映每个人的肾小球滤过率。③血压、血糖及血脂：这些指标可能反映出损伤肾的潜在疾病，如高血压、糖尿病及动脉硬化等。④尿红细胞。当发现以上的化验结果出现异常时，均应该在 3 个月后复查以明确是否存在慢性肾脏病。对于一些异常的变化也可能是非疾病因素导致，如健康老年人出现的肾小球滤过率下降、孤立肾囊肿等，还有女性经期留取的尿液标本可能会因经血污染而造成尿潜血假阳性。

明确了诊断，我们还需要将慢性肾脏病按程度轻重来分期，依据肾小球滤过率[单位：毫升/（分·1.73 米²）]的不同，慢性肾脏病在临床上分为 5 期。

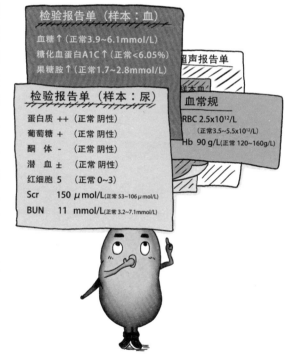

检验报告单（样本：血）
血糖↑（正常3.9~6.1mmol/L）
糖化血蛋白A1C↑（正常<6.05%）
果糖胺↑（正常1.7~2.8mmol/L）

超声报告单

检验报告单（样本：尿）
蛋白质 ++ （正常 阴性）
葡萄糖 + （正常 阴性）
酮 体 - （正常 阴性）
潜 血 ± （正常 阴性）
红细胞 5 （正常 0~3）
Scr 150 μmol/L（正常53~106μmol/L）
BUN 11 mmol/L（正常 3.2~7.1mmol/L）

血常规
RBC 2.5x10¹²/L
（正常3.5~5.5x10¹²/L）
Hb 90 g/L（正常 120~160g/L）

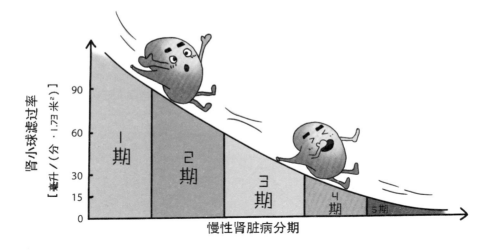

1 期,GFR>90;

2 期,GFR 60~89;

3 期,GFR 30~59;

4 期,GFR 15~29;

5 期,GFR <15(或已经开始肾替代治疗)。

其中 5 期又称为终末期肾脏病(end stage renal disease,ESRD)或者尿毒症。

上面这些令人头痛的数字并不需要记住,把它交给临床医生去判断就可以。你需要明白的是 GFR 越低,分期越靠后,说明慢性肾脏病的病情越重。

慢性肾脏病病因

可能很多慢性肾脏病的患者都会有这样的疑问:平时没病没灾,怎么好端端就得了这样一个摆脱不了的病呢?

就我国而言,各种肾小球肾炎仍然是慢性肾脏病最常见的病因,其发病机制至今仍不十分清楚,其中 IgA 肾病是最常见的原发性肾小球肾炎。而在欧美国家,导致慢性肾脏病的主要原因是糖尿病、高血压相关的肾损害,我国这一类病患比例也正在上升。其他较常见的病因还包括:自身免疫性疾病肾损害,比如过敏性紫癜肾炎、狼疮肾炎;病毒、肿瘤等侵犯肾,如乙肝、肿瘤相关性肾损害;还有与代谢、药物相关的肾受累,比如痛风肾、马兜铃肾脏病等。另外还包括一些肾受累的先天性遗传病,如基底膜肾脏病、奥尔波特综合征等。简而言之,任何可能损害肾的病因都可以导致慢性肾脏病。

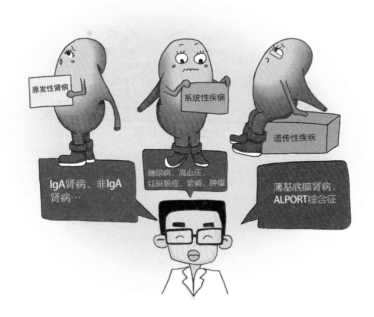

慢性肾脏病的危害 ◄◄◄

　　为什么我们要重视慢性肾脏病?因为它不是一个单纯局限于肾的疾病,随着疾病进展可以殃及人体的多个器官系统,造成不可忽视的损害。下面简单说说慢性肾脏病的一些危害。

　　1. 心血管疾病　　有研究结果显示,51% 的尿毒症患者死于心血管疾病,而非肾脏病本身。因为尿毒症患者得心血管疾病的风险比一般人高 5～8 倍,即使是早期肾脏病患者,也能够观察到心脑血管疾病风险成倍增加。这些心血管疾病可以表现为高血压、冠状动脉粥样硬化、充血性心力衰竭、心包炎等。在心血管疾病防治的指南中,已经将慢性肾脏病列为心血管疾病的独立危险因素了。因此,在肾内科病房里,我们面对的患者很多并不单纯只有肾脏病。特别是在慢性肾脏病4、5期的患者中,许多人同时具有高血压、冠心病、脑血管病等多种并发症。作为肾内科医生,我们平时除了需要和肾脏病做斗争,还常常需要不停地对付患者突如其来增高的血压、血糖,突发的心力衰竭、脑卒中等疾病,某种程度上大大增加了临床的诊治难度。

慢性肾脏病为何能累及心血管呢? 患者除了可能存在如高龄、吸烟、糖尿病、高血压等心血管病危险因素外,慢性肾脏病本身导致的贫血、动脉硬化、蛋白尿、营养不良等也对心血管具有重要危害。因此,对于慢性肾脏病患者来说,控制好可控的危险因素对预防心血管事件非常重要。这类措施包括严格戒烟,优质蛋白饮食,纠正贫血,控制血压、血糖等。今天我们提倡对慢性肾脏病进行一体化治疗,这一过程离不开心血管内科、内分泌科、神经内科等多个科室的共同协作。

2. 肾性贫血 肾性贫血的最主要原因是肾衰竭导致促红细胞生成素减少,从而使骨髓生成红细胞减少。其他原因还包括红细胞寿命缩短、尿毒症毒素抑制骨髓造血、慢性失血及铁缺乏等。从慢性肾脏病3期开始,随着肾小球滤过率的下降,贫血患者逐渐增加,在慢性肾脏病5期的患者中贫血现象普遍存在。长期贫血可以导致组织缺氧、认知和反应性脑功能下降、免疫力低下,儿童还可以导致生长停滞,更重要的是还会增加心力衰竭、心肌梗死等心血管事件的发生率。

纠正肾性贫血,我们首先会通过补充造血原料如铁剂、维生素 B_{12}、叶酸等来维持血红蛋白的水平。到了慢性肾脏病晚期,我们还可以通过注射促红细胞生成素刺激骨髓造血,保证红细胞的生成。在许多慢性肾脏病患者,尤其是终末期肾脏病患者的长期服药清单上,我们经常可以看到上面这些药物的影子。

3. 肾性骨病 肾性骨病是指慢性肾脏病导致的骨骼病变,临床上主要表现为骨痛、骨折、骨变形等。骨痛常常是全身性的突发症状,好发于下半身持重部位(腰、背、髋关节、膝关节),运动或受压时加重。患者会表现为走路摇晃甚至不能起床,骨头(多见于肋骨)可由于轻微外力而引起病理性骨折。肾性骨病进行缓慢,出现症状时已经是透析前期了。

肾性骨病的原因包括钙磷代谢紊乱、维生素 D 代谢异常、继发的甲状旁腺功能亢进等，而这些也都是由慢性肾脏病所导致的。患者可以通过口服钙片、维生素 D 或二者的复合制剂来预防肾性骨病，比如肾内科医生常开的碳酸钙片、骨化三醇等，都属于这类用药。另外，监测血中钙、磷及甲状旁腺激素水平可以帮助判断肾性骨病的进展程度。

4. 皮肤病变　瘙痒是慢性肾脏病终末期最常见的症状，主要由继发性甲状旁腺功能亢进及皮下组织钙化所导致。有些患者皮肤表面还可能出现尿素结晶粉末，在许多宣传片上我们可以看到这样触目惊心的画面。

此外，慢性肾脏病还可能导致肺、神经、肌肉、内分泌代谢以

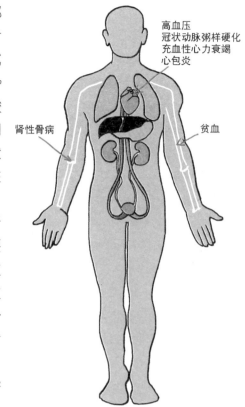

高血压
冠状动脉粥样硬化
充血性心力衰竭
心包炎

肾性骨病

贫血

及水、电解质平衡等多方面的失调，篇幅有限，在此不逐一展开。希望大家能意识到，慢性肾脏病绝不是一个单一的疾病，对它的诊断及治疗涉及对全身多个系统的评估与干预。早期发现、早期治疗是改善预后的重要手段。随着人们生活水平提高、平均年龄增长，慢性肾脏病的患病率正逐年增高，普及慢性肾脏病的知识显得尤为重要。希望越来越多的人能够通过我们的介绍了解该病、认识该病，这对于早期诊断及治疗均有不可忽视的积极意义。

如何早期发现慢性肾脏病

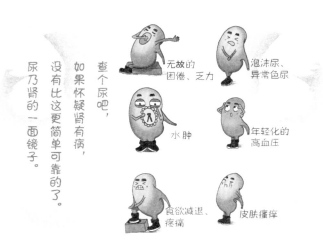

无故的困倦、乏力

泡沫尿、异常色尿

水肿

年轻化的高血压

食欲减退、疼痛

皮肤瘙痒

查个尿吧,如果怀疑肾有病,没有比这更简单可靠的了。

尿乃肾的一面镜子。

正如之前所介绍的,肾与我们人体的其他器官不同,它受到的损害往往悄无声息,大多数慢性肾脏病患者早期可能没有明显症状,或者症状很轻微,等到出现症状时再就诊,肾功能可能已丧失大半,最终只能通过血液透析、腹膜透析或肾移植来维持生命。如何早期发现慢性肾脏病就成了人们非常关注的问题。下面介绍几种早期发现肾脏病的方法,希望能借助这一双慧眼,让患者及早得到诊断与治疗。

关注早期信号

慢性肾脏病在未确诊前可以出现许多症状,举例如下:

1. 疲劳、乏力,眼睑、颜面、下肢水肿。很多患者发现慢性肾脏病之初,就是因为有眼皮肿、腿肿等表现。

2. 尿中泡沫增多、尿色异常,排尿疼痛或困难,夜间排尿次数增多等。经常留意我们排出的尿液也是早期发现肾脏病的有心之举。

3. 不明原因的食欲减退、恶心、呕吐、腰痛。肾功能减退引起的体内代谢紊乱，常常可以引起胃肠道症状，当无法用消化科疾病解释时，就应当想到会不会是肾出了问题。

4. 血压升高（特别是年轻人）。原发性高血压多见于老年人或有高血压家族史的患者，当没有高血压家族史的年轻人出现血压升高时，就更应当警惕有无肾功能异常。

5. 呼气带尿味、皮肤瘙痒、肌肉震颤、手脚麻木、嗜睡、反应迟钝等。这些都是肾功能不全时体内有害代谢产物堆积对全身产生的影响。

这些症状均不特异，但都能表现在慢性肾脏病中。如果出现，应尽早到医院就诊，完善相关化验检查，以明确诊断，及时治疗。

◤ 定期体检 ◢ ◂◂◂

除了关注早期信号，定期体检也是发现慢性肾脏病最有效的方法。很多患者的无症状性血尿、蛋白尿及肾功能轻度降低都是通过定期健康体检查出的。常见的肾检查主要包括尿常规、肾功能以及肾超声波检查等。另外，对于高血压和糖尿病等引起的肾脏病，需要依靠一些特殊的检查如尿微量白蛋白定量等来发现早期肾损害。下面介绍体检中与慢性肾脏病相关的常用检查项目。

1. 尿常规　这应该是大家最熟悉的检查项目之一。作为无创性检查，它可以方便、快速又经济地监测出患者是否存在血尿、蛋白尿、管型尿等异常情况——这些本不应该或极少量存在于尿液中的物质，因为肾小球滤过膜的损害成了漏网之鱼。比如血尿，指尿中出现多于正常值的红细胞，可见于肾小球肾炎、泌尿系感染、结石、肿瘤、外伤等。血尿轻者肉眼不能发现，经显微镜检查方能确定，称镜下血尿；严重时尿液可以呈洗肉水样甚至血色，称肉眼血尿。而蛋白尿则指尿中蛋白含量超过正常上限，也提示

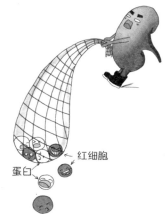

红细胞
蛋白

肾脏病可能。正常人在尿常规检查中，尿潜血、尿蛋白都应该为阴性。如果出现阳性，则须进一步检查，明确血尿、蛋白尿的原因，以了解是否

慢性肾脏病，早知方好治

存在肾损害。

2.24 小时尿蛋白定量　指搜集患者一天 24 小时的全部尿量,检测其中所含尿蛋白总量,正常值一般 24 小时<150 毫克。在发现尿常规中尿蛋白阳性后,我们通常都会进行该项检查,更精确地对尿中蛋白进行定量。若 24 小时尿蛋白定量增多,则提示可能存在肾脏病。

3.尿微量白蛋白定量　这项检查可以测出尿常规所不能检出的异常尿蛋白增多,是判断早期肾损害的敏感指标之一。正常值为每分钟<20 微克或 24 小时<30 毫克,若升高则可确定为微量白蛋白尿。糖尿病患者通常需要进行此项检查以早期发现糖尿病肾病。另外,它对于高血压性肾损伤、妊娠高血压综合征导致的肾损伤以及代谢综合征所致的肾损伤均有早期提示作用。

4.血肌酐　这一项通常出现在我们的生化检查单上,是反映肾功能的重要指标。它的异常升高提示肾功能受损,在第二册"肾病综合征"里我们会详细介绍。

5.肾超声检查　经验丰富的超声医生可以通过超声探头观察到肾的大小、肾皮质的厚度、肾内部结构是否清晰等,并做出测量。在 B 超上急性肾损伤常常表现为肾增大,而慢性肾脏病通常表现为肾变小、肾皮质变薄、肾内部结构模糊等。这有助于医生对病情的急慢性做出判断。

高危人群的筛查

定期体检是在健康人群中发现慢性肾脏病的首要方法,健康人需要一年检查一次尿常规和肾功能。而对于高危人群来说,采取相应手段实时追踪、评估肾情况也是发现慢性肾脏病的重要手段。这些人群应当相应地密切关注血压、血糖、血脂、血尿酸等指标,还应该考虑尿微量白蛋白、尿白蛋白/肌酐比值等更敏感、更准确的检查项目,至少每半年监测一次尿常规、尿微量蛋白及肾功能,以便早期发现肾损害。老年人随着年龄增加,肾功能也在逐渐衰

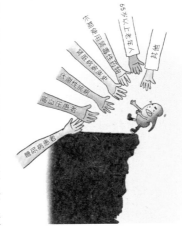

减,因此也应半年化验一次肾功能。

所谓的高危人群包括:

1. 糖尿病患者　糖尿病可以累及全身微血管,包括肾中的肾小球血管。长期控制不佳的糖尿病会导致糖尿病肾病,它是欧美等发达国家与地区透析的首要原因。在我国,随着人们生活水平不断提高、人口老龄化,糖尿病患者正逐年增加,但糖尿病引起的肾脏病变还未引起足够重视,尤其是糖尿病肾病的早期发现与积极治疗。正如前面提到的,这类患者除了检查尿常规外,还要检查尿中的微量白蛋白。若3个月内3次检查中2次以上尿微量白蛋白增高,则可被确认为微量白蛋白尿,应及时处理。即使化验结果正常,仍需要半年至一年复查一次,密切监测肾可能的病情变化。

2. 高血压病患者　肾是高血压损害的主要靶器官之一。血压如果长期控制不佳,约有40%的高血压患者会出现蛋白尿,进一步出现肾功能受损。原发性高血压病的肾损害早期大部分表现为微量白蛋白尿,出现微量白蛋白尿提示肾小球毛细血管受损,同时也提示高血压患者心脑血管疾病的不良预后。因此,高血压患者除了要注意控制血压,也应该定期检测尿微量白蛋白。

3. 代谢性疾病(肥胖、高血脂、高尿酸等)患者　流行病学研究表明,代谢综合征及其各个组成如脂代谢紊乱、高尿酸血症等都是慢性肾脏病的高危因素。比如高尿酸血症的患者可以发生痛风,常表现为明显的关节炎症,同时累及肾,我们称之为痛风性肾脏病。但这种肾损害常常是隐匿的,早期不易被发现。

4. 肾脏病家族史　有调查显示,家庭成员中如有肾脏病史,个人患肾脏病的概率要升高5~8倍。因此,家庭(尤其是直系亲属)中如果有人患有慢性肾脏病,其他成员也应该定期做肾方面的检查。

5. 65岁以上的老年人　世界卫生组织规定,欧美国家65岁以上、亚太地区60岁以上者为老年人。随着年龄增长,我们的肾在解剖结构与生理代谢方面均会发生不同程度的退行性变化,临床上对老年患者的肾脏病相关指标会结合患者的年龄和相关的肾增龄变化进行评价。

6. 长期使用肾毒性药物(非甾体消炎药、抗生素类等)的患者　为什么不能够乱吃药?除了会误治以外,还因为许多药物具有肾毒性。

我们见过许多患者，有病不上医院，自诊自医，长期不正确、过量摄入药物（如止痛药），还有一些盲目相信中药和偏方，长期摄入含有马兜铃酸或是其他一些成分不明的物质，最终导致肾损害甚至肾衰竭。目前统计，抗生素、解热镇痛药及中药是导致肾损伤的最常见药物。大家在服药时应该按标准剂量、用法或遵照医嘱，避免对肾造成不必要的损害。

除了上述高危人群，慢性泌尿系感染、尿路梗阻、过度饮酒、一侧肾切除或先天性独立肾、自身免疫性疾病（系统性红斑狼疮、皮肌炎、硬皮病等）、高蛋白饮食、吸烟，以及病毒性肝炎患者均是慢性肾脏病的高危人群。这些患者在日常生活中也应当关注相关症状并定期体检。

总的来说，要知道您的肾是否健康，您必须定期到医院进行体检，而不是凭个人的自我感觉。只要到医院进行简单的尿液、血液和超声检查，就完全可以实现对肾脏病的早期发现和早期诊断，尤其是别忘了最基本的尿液化验。即使已经患上慢性肾脏病，经过早期积极治疗，也可以有效地控制其发展。

肾功能的好与坏，谁说了算

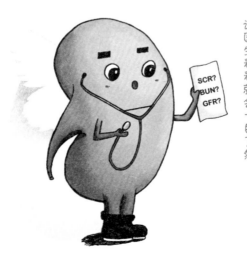

肾功能的评价说复杂也简单，不要盯着化验单上的异常数值一脸茫然，让医生看看就会一目了然。

在既往章节里，我们反复提到了肾功能的概念，慢性肾脏病的诊断与此密不可分。那么，什么是肾功能，肾功能的好坏谁说了算呢？

肾功能的常用评价指标 ‹‹‹

在医院里，医生提到肾功能一般指的是肾小球的滤过功能（肾小球滤过率）。用我们第一章里的比喻，就是苹果榨出果汁的能力——不过这些果汁并不鲜美可口，它携带了人体的代谢废物。肾功能就标志着我们肾清理体内废物的能力，在化验单上主要体现为血清肌酐（Scr）的水平。

所谓肌酐，它是肌肉组织中肌酸的代谢产物，每天在人体内以相对恒定的量进行分解，可以完全通过肾小球滤过。血清肌酐是间接反映肾小球滤过功能的指标。它对人体并没有什么害处，它的升高对肾功能的提示作用利用了水涨船高的原理。肾如同人体排泄污水的阀门，阀门一旦受损，污水无法及时排出，水位上涨，作为水位标志的血肌酐水平也会相应上升，间接告诉我们肾排污功能出问题了。

然而，血清肌酐受许多因素的影响，如肌肉容积的变化、饮食中外源性肌酐（如动物的骨骼肌等）的摄入等，会或高或低地影响其对肾功能的评估，因此在化验单上我们可以看到成人血清肌酐的正常范围波动在 44～133 微摩/升这样一个非常宽泛的范围内（由于不同医院检测方法和实验条件的差异，不同医院的肌酐正常值范围会略有不同）。由于此前提到的肾强大的储备功能，当肾功能仅剩 50% 时，血清肌酐还能维持在正常水平，因而血肌酐这个指标并不敏感，一旦异常，说明肾功能已经丧失了一半多了。为了排除诸多因素的干扰，也为了增加评价肾功能的敏感性，我们利用一个值叫作内生肌酐清除率（Ccr）。它是肾小球滤过率的一个较好的近似值，综合血肌酐、尿肌酐和 24 小时尿量的水平，反映 24 小时内平均每分钟肾能净化血液的体积，更敏感地反映肾小球滤过功能的变化。在肾损伤早期，当血清肌酐还在正常范围内时，Ccr 可在正常值的 80% 以下。但它的缺陷在于需要完整地留取 24 小时尿液，尿液收集与计量的误差是影响它准确性的最常见因素。

由于操作烦琐，容易产生误差，内生肌酐清除率需要更方便、准确的指标来替代，于是我们现在有了基于血清肌酐水平的经验公式。它来源于大样本的人群调查，综合考虑了性别、年龄、人种、体表面积等因素的影响，用单次血清肌酐的水平计算出对肾小球滤过率的估计值[eGFR，单位是毫升/（分·1.73 米²）]。这一指标基于对人群的大规模调查，不同人群的适用公式不一样，目前已经有针对我们国人自己的改良公式。它计算快捷简便，具有统计学基础，在评价肾功能方面的应用越来越广泛。我们医院目前对慢性肾脏病的分期也多数基于这一指标，从高到低，按 eGFR ≥ 90、60 ~ 89、30 ~ 59、15 ~ 29、< 15 或透析状态，将慢性肾脏病分为 5 期。eGFR 越低，说明肾功能越差，病情越重。需要再次说明的是，慢性肾脏病和慢性肾衰竭并不是等同的概念，肾衰竭意味着肾小球滤过率下降，而慢性肾脏病 1 期的患者肾功能完全正常，之所以归为慢性肾脏病，是因为他们有血尿、蛋白尿等说明肾受损的指标。

　　除了血清肌酐，化验单上评估肾功能的指标还包括血清尿素和尿酸，它们都是人体的代谢产物，可以间接反映肾的排泄功能。在慢性肾脏病后期，它们的水平变化与肾小球滤过率的减退密切相关，可以作为晚期慢性肾脏病患者评估肾功能以及机体代谢状态的较好指标。但它们也受到饮食、人体代谢状态等诸多因素的影响，并且和血清肌酐一样不够敏感，不能在疾病早期反映肾功能的变化。

　　还有一个与肾功能密切相关的指标就是我们每天的尿量。正常人平均每天排出 1 500 ~ 2 500 毫升的尿液。如果突然出现尿量明显减少，再加上有脱水、使用肾毒性药物的历史，我们就需要警惕是不是存在急性的肾功能损伤。在终末期肾脏病的患者中，许多人都是少尿甚至无尿的状态，依靠透析排出体内废物。当然，尿量的多少对评估肾功能来说非常不准确，许多慢性肾脏病 4、5 期的患者也能拥有接近正常的尿量，而进水少、出汗多等因素也会导致尿量减少。

◀ 血肌酐不仅看数值，更要看变化 ◀◀◀

　　虽然有以上诸多评价肾功能的指标，但血清肌酐由于相对准确且直截了当，在门诊、急诊这些需快速对病情做出诊断的医疗环境里，它对评价肾功能仍起着举足轻重的作用。那么，如果化验单上的血清肌酐并未超出正常范围，是否就意味着肾功能完全正常呢？从我们前文的叙述便知，答案是否定的。因为血肌酐的不敏感性，在看化验单时我们不仅看绝对数值，更要对比此前的化验结果，观察动态变化。

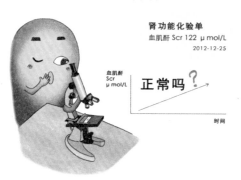

肾功能化验单
血肌酐 Scr 59 μmol/L
2012-12-24

肾功能化验单
血肌酐 Scr 122 μmol/L
2012-12-25

血肌酐
Scr
μmol/L

正常吗？

时间

比如，一个正常人昨天血肌酐 50 多微摩/升，做了增强 CT 接触到造影剂以后，今天复查血肌酐升到 100 多微摩/升，虽然还没有超出 133 微摩/升的上限，我们也不能放心地认为他的肾功能没事。因为血肌酐在短期内的显著变化也是提示肾功能恶化的重要标志，我们通常看升高的百分比来判断。比如这个人在一天之内血肌酐升高 100%，我们就需要警惕是不是存在造影剂导致的急性肾功能恶化。

而对于已经患有慢性肾脏病的人来说，血肌酐的水平可能本来就高，那么观察其动态变化就是评估他残余肾功能状态的重要手段。比如一个慢性高血压性肾损伤的患者，平时血肌酐维持在 200 微摩/升左右的水平，定期复查没有显著变化，那我们可以比较放心地认为他的肾虽然丧失了一部分功能，但总体处于相对稳定的状态，通过控制血压、改善饮食等措施可以保护他的肾功能避免进一步衰退。但是，如果他短期内复查血肌酐升高到 300~400 微摩/升，一方面我们需要考虑是不是他的血压没有控制好，使肾功能又恶化了；另一方面还要警惕有没有药物、感染、脱水等附加因素加重了肾的损伤，及时排除这些因素才能及时保护肾。

因此，评估肾功能不单纯是看懂化验单上血肌酐旁的升降箭头，更应该将结果与既往的肌酐水平进行对比，才能捕捉到更有意义的信息。

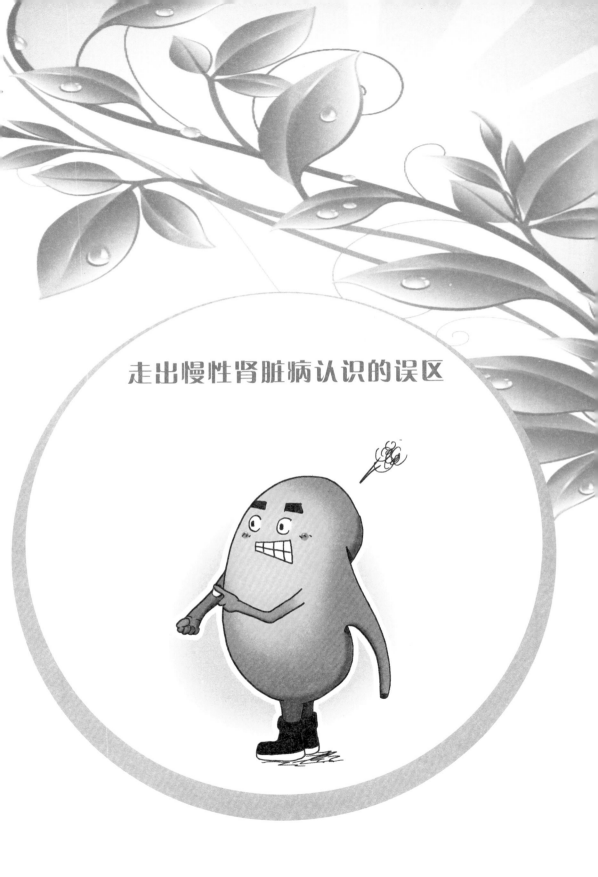

走出慢性肾脏病认识的误区

肾虚、肾亏是慢性肾炎吗

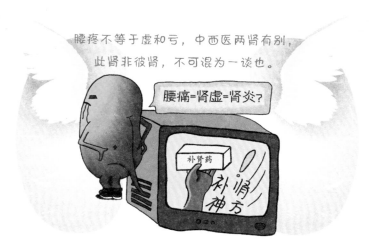

伴随社会经济的发展和人们认识程度的提高，慢性肾脏病已呈现出世界流行的趋势，和高血压、糖尿病一样，成为常见病。我国形势同样不容乐观。但是，由于肾脏病知识普及有限，部分民众甚至部分基层医务工作者都或多或少对肾脏病存在认识误区。将"肾虚"与"肾脏病"混为一谈，滥用补肾药，贻误治疗的例子屡见不鲜。下面我们将介绍一些常见的慢性肾脏病认识的误区，帮助大家更好地了解肾脏病。只有走出肾脏病认识的误区，肾才能健康地陪伴我们生活。

在肾脏病科门诊，经常可以见到有人因为腰痛、腰酸而就诊。中医学认为"腰者，肾之府"。从解剖位置上讲，我们的肾位于腰部，腰痛即是肾有毛病，成为许多人认识的误区，也给许多不良"补肾神方"制造了乘虚而入的机会。事实上，一些泌尿系统疾病可以引起腰部不适，但以"腰痛"为首发或主要症状的肾内科疾病并不多见。

腰痛不一定是肾脏病 ‹‹‹

肾脏病很少会引起腰痛,尤其是比较顽固、严重的腰痛。发生腰痛首先应明确腰痛的部位。如果是腰部正中疼痛要考虑是腰椎的病变,比如腰椎间盘移位。如果两侧疼痛、休息后缓解可考虑腰部肌肉病变,比如腰肌劳损。妇科疾病如盆腔炎、腹膜后肿瘤、胰腺病变、慢性胆囊炎以及主动脉夹层有时也会引起腰痛。因此,腰痛不一定是肾脏病,发现腰痛不要过于忧虑,先请医生检查,明确腰痛的部位和性质。

引起腰痛的常见肾脏病 ‹‹‹

肾专科医生常说,大部分肾脏病与腰痛无关。为什么呢?事实上,肾实质本身无感觉神经分布,仅在肾周围的包膜、肾盂和输尿管有神经分布。肾区疼痛常常与肾包膜受牵拉以及肾盂、输尿管病变有关,而肾炎等肾小球疾病往往症状隐袭,少见腰痛,也即"肾小球疾病不腰痛,腰痛非肾小球疾病"。在临床中,将肾脏病和腰痛联系起来的原因通常有以下几种情况:

1. 外科疾病　如肾结石、输尿管结石致梗阻、嵌顿而引起绞痛,常有放射性。

2. 泌尿系感染　如肾盂肾炎时,也会有腰痛的症状,急性期可合并高热。

3. 其他常见的伴有不同程度腰痛的疾病　包括肾肿瘤、肾脓肿、肾静脉血栓形成等。

需要指出的是,肾小球疾病虽然不腰痛,但会有腰酸、腰困,如极少数急性增生性肾小球肾炎伴有肾肿胀时可出现腰部轻度不适感,剧烈腰痛很少出现。

肾虚是肾脏病吗 ‹‹‹

我们经常见到一些人因为"腰痛""腰酸(困)"被诊断为肾虚,至肾科求医问诊。另有一些人因诊断为肾脏病,就简单地将其与肾虚或肾亏画等号。那么,中医的肾虚和西医的肾脏病是一回事吗?

1. 什么是肾虚　中医所说的肾是人体五脏之一，是中医脏象学说中的概念。它是主宰人体的动力源泉，其作用相当广泛，与人体生长、发育、生殖、水液平衡有关，并有辅助呼吸功能，几乎涵盖了西医学内分泌系统、生殖系统、呼吸系统。肾藏有先天之精气，又称为"先天之本"。由于肾特有的病理、生理特点，肾本身易虚。临床常见症状有腰膝酸软、耳鸣耳聋、头发早白、牙齿松动易脱落、阳痿遗精、男子不育、女子月经失调、记忆力下降、失眠、水肿，以及大小便异常等。因此，不少患者出现腰酸腿痛、失眠多梦时的第一反应就觉得自己是"肾虚"了。

2. 什么是肾脏病　西医学中的肾是人体一个重要器官，和心、肝一样，是实实在在的东西。肾脏病是指肾这个器官的不健康，如得了肾炎、肾结石、肾结核、肾肿瘤、肾衰竭等疾病。肾脏病可表现为泡沫尿（蛋白尿）、血尿、少尿、水肿、贫血、高血压、尿频、尿急、尿痛等一个或多个症状。不少人得了肾脏病，因为早期并没有什么不适感，直到后期病情严重时才发现。

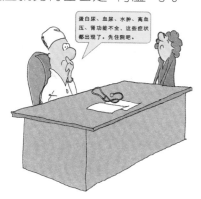

蛋白尿、血尿、水肿、高血压、肾功能不全，这些症状都出现了。先住院吧。

3. "肾虚"就是"肾脏病"吗　通过以上介绍，我们不难发现中医的肾虚与西医的肾脏病是两个完全不同的概念。肾虚是中医整体观中的一个抽象概念，作用之大、范围之广涵盖了西医学多个系统，而肾脏病主要指的是肾本身的病变。因此，不能把中医的"肾"与西医的那个叫"肾"的脏器对应起来，肾虚并不等于肾脏病。

4. 出现"肾虚"症状时应予以重视　当患者出现"肾虚"症状时应重视，如发生水肿时应注意水肿的特征，同时进行尿常规检查筛查；当女性患者出现水肿、脱发、皮疹、月经不调时应注意各个症状间的相互联系，同时进行继发性肾脏病如狼疮性肾炎的筛查；当患者有腰腿疼痛、失眠多梦、男科疾病同时伴有贫血和高血压等症状时应警惕慢性肾脏病晚期的可能，尽快进行血常规、肾功能、泌尿系超声的检查。

虽然因"腰痛""肾虚"而就诊的患者极少被诊断为"肾炎"或"肾衰竭"，但是当人们出现这类症状时，还是应该及时就诊，根据不同临床表现而选择血常规、尿常规、肾功能、泌尿系超声等合适的项目进行常见疾病的筛查，以防止出现漏诊，延误治疗。

◀ 慎用补肾药 ◀◀◀

很多自觉"肾虚"的患者在检查后没有发现肾器质性病变，总想用些补肾的药物改善症状，加之某些商业广告宣传，导致补肾药物误用、滥用的风险大大增加。殊不知"是药三分毒"，药能治病，也能致病。从医学角度出发，我们不建议任何一位患者常规服用"补肾药"。原因是目前没有确切的医学资料证实"补药"能起到所谓的"补肾"作用，相反，许多"补药"内含成分并不清楚，相应的作用或副作用都是我们尚未认识的。不适当进补有可能导致多种并发症，生活中不乏进食含鱼胆、蛇胆等成分导致肝、肾衰竭的例子。与其经常补肾，不如合理生活，好好爱护肾。

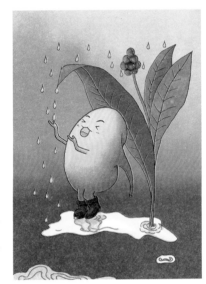

◀ "补肾"宜辨证论治 ◀◀◀

中医最大的特点是强调辨证论治，因此，即使真有"肾虚"也应该辨证论治。不要被一些出于商业目的的广告所迷惑，不分肾阴虚、肾阳虚，乱补一气，这些都是补肾的误区。市场上的补肾药物大多分为补肾阳或补肾阴的。阴阳不分，乱吃补肾药不但没有作用，还会出现一些副作用，或加重病情。即便是最经典的"六味＊＊＊"也不是所有人都适用。对于强烈要求对"肾虚"进行治疗的患者，我们建议其就诊正规医院的中医医师。

最后，我们再次强调："肾小球疾病不腰疼，腰疼非肾小球疾病"。如您发生"腰疼"或被诊断为"肾虚"，切莫慌张，应认真对待、理性治疗。

水肿是肾脏病吗

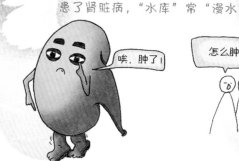

水肿并非都由肾脏病所致，
但水肿后应该首先想到肾脏病，
因为肾是"水库"，
患了肾脏病，"水库"常"漫水"。

唉，肿了！

怎么肿了？

在肾脏病科，经常有人因眼睑、双腿、双脚或全身水肿来就诊，最常问的一句话就是："医生，我是不是得了肾脏病？"遇到这些患者，肾科医生会依据病情判断，或是指导患者合理调整生活方式，或是进一步检查，或是转诊至其他科室。同样的症状，为什么会有不同的处理方式呢？原因在于，水肿虽是肾脏病最常见的症状之一，但是并非所有的水肿都是肾脏病引起的。

什么叫水肿

水肿是指血管外的组织间隙有过多的体液积聚，轻者积聚在组织疏松部位，如眼睑和面部，重者全身水肿或伴有胸水、腹水。根据手指按压水肿部位的表现不同可分为两类水肿：手指按压后立即出现凹陷，就像出现一个小坑，称为凹陷性水肿；如果不会，则称为非凹陷性水肿。

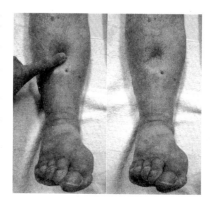

凹陷性水肿依据其临床表现不同又分为：

　　◆ 单侧下肢凹陷性水肿：可能为下肢静脉曲张、下肢静脉血栓等疾病。

　　◆ 双侧下肢对称的凹陷性水肿：甚至波及全身，可能为肾脏病、右心衰竭、肝硬化或重度营养不良等疾病。

　　◆ 单纯性水肿：常见于中年妇女，尤其体型肥胖者。与月经周期相关，而各项检验结果均正常，可能与体内内分泌激素代谢紊乱有关。

　　非凹陷性水肿是由于组织间隙内黏蛋白沉积所致，黏蛋白吸收大量水分而形成水肿，又称为黏液性水肿。这种水肿用手按压时没有手指压痕，这与凹陷性水肿不同，常见于甲状腺功能减退症。

怎样评价水肿程度

　　眼睑、手脚的肿胀感是不是就是水肿？怎样正确评价肿不肿？怎样评价水肿重不重？很简单，体重就是"金标准"！一般认为，当患者体重上升10%后即会出现明显可见的水肿，体重增加越多，水肿程度越重。体重无明显变化、局限于某个部位的肿胀感更要考虑与生活方式、活（运）动影响或局部皮肤黏膜接触过敏物质等有关。如加班开夜车、睡前大量饮水、不适当使用化妆品等均可导致"肿眼泡"发生。长期站立、穿高跟鞋等则可能是女性腿部肿胀的一大元凶哦。

怎样鉴别水肿的原因

　　许多种疾病都能够引起全身或局部水肿，不同原因都有自己的特点。

　　1. 心源性水肿　由心脏功能障碍引发的水肿。清晨双下肢水肿不明显，白天活动后加重，经夜间休息后缓解，同时有心脏病的其他表现，如心悸、气短、呼吸困难，甚至有胸水、腹水等。

　　2. 肝源性水肿　主要见于肝硬化失代偿期或肝癌。四肢消瘦却有突出的大肚子（腹水造成）是特征性表现。

　　3. 营养不良性水肿　常见于慢性消耗性疾病，如恶性肿瘤、结核。常伴随营养不良的症状，如肌肉消瘦、全身乏力、精神不振等。水肿可以波及全身,主要为凹陷性水肿。

4. 黏液性水肿　常见于甲状腺功能减退症。非凹陷性水肿是主要特点,常见于小腿胫骨前水肿,皮肤常出现类似于象皮一样的改变——干燥粗糙、脱屑、增厚,同时伴有怕冷、少汗、反应迟钝等其他症状。

5. 特发性水肿　多见于女性,从轻度的肿胀感到严重的凹陷性水肿都可以发生。青春期、40 岁左右事业高峰期、更年期前后为三个高发年龄阶段。体格检查及尿检均为正常,具体原因尚不清楚,可能由内分泌功能失调或直立体位的反应异常所致,多发生在体位下垂部分。特发性水肿没什么危害,一般无须治疗。

6. 药物性水肿　一般于用药后发生,停药后消失,与人体反应特性有关。能引起水肿的药物较常见的有:吲哚美辛、糖皮质激素、口服避孕药、胰岛素、胰岛素增敏剂、硝苯地平、哌唑嗪、肼屈嗪(肼苯达嗪)、米诺地尔、中药(甘草、人参)等。

7. 肾源性水肿　多表现为晨起眼睑水肿,俗称"肿眼泡"。随着水肿的加重,面部及下肢出现持续性水肿。水肿通常为凹陷性,严重时也可出现胸水、腹水和外生殖器水肿。伴随尿检异常是重要特征。

分析完这些"五花八门"的病因,我们可以明确,水肿并非都是肾脏病,细心评价,认真鉴别才能不误诊、不漏诊。如您怀疑为肾源性水肿,一个尿常规就可以解答您的困惑,因为"尿是肾的一面镜子"。那么,如何正确使用才能避免"哈哈镜"的效果呢? 下面我们就来探讨一下。

小便化验能发现肾脏病吗

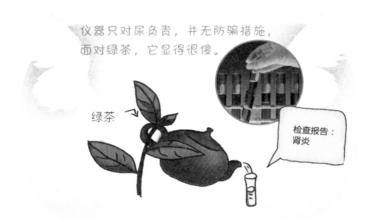

仪器只对尿负责，并无防骗措施，面对绿茶，它显得很傻。

绿茶

检查报告：
肾炎

　　大家可能还对 2007 年被炒得沸沸扬扬的"茶水验尿"记忆犹新：记者假冒患者把事先准备好的"茶水"冒充尿液标本拿去医院送检，根据尿常规检验结果，记者被医生诊断为患有"炎症"，部分医生还为记者开出了消炎药方。媒体报道后，全国 92 家三甲医院对"茶水"重新进行检测，检出"阳性"项目的报告单占 93.4%，"阴性"项目报告单仅占 6.6%，其中白细胞检出率 33.1%，红细胞检出率 22.0%。卫生部组织北京部分大医院对"茶水"进行化验，许多化验结果也报告了"阳性"。事件使得公众对医院的公信力产生了质疑。2012 年有记者再次以"绿茶代尿"被诊断出"炎症"。为什么茶水会频频"发炎"，茶水检测为什么会潜血阳性、白细胞又从何而来？这已成为徘徊在广大患者心中的阴霾。下面将做一个详细的阐述，解答患者心中的疑惑。

为什么茶水会"发炎" ◂◂◂

　　让我们先从最常用的尿液化验方法尿常规检查说起。

1. 什么是尿常规检查　检测方法：以往的尿常规分析通过人工完成，内容包括简单的尿蛋白、尿糖及显微镜检查，现代的检测方法已发生巨变——从手工检测发展为自动化分析，检测原理是利用化学反应来分析尿液。检测内容包括：尿量、外观、气味和比重、酸碱度、蛋白质、葡萄糖、酮体、胆红素、尿胆原、亚硝酸盐、潜血（隐血）或红细胞、白细胞和维生素 C。这些检测项目完成后，把尿液离心，使有形成分如细胞、管型、结晶等沉积出来，再利用显微镜人工分析这些有形成分，并进行分类和计数。

2. 尿液潜血怎样检测

（1）检测方法　干化学法：尿红细胞内的血红蛋白或红细胞破坏后释放出的血红蛋白具有过氧化物酶样活性，能够使尿常规检测专用试纸条中显色物质（如邻甲联苯胺）显色。采用干化学尿分析仪对其显色程度进行分析，通过显色的强弱来判断潜血程度强弱。

（2）检测方法局限性　该反应主要针对血红蛋白中亚铁血红素，只要有含亚铁血红素的物质均能使试纸条显色，包括完整的红细胞、游离的血红蛋白或肌红蛋白。该检测方法对尿中红细胞的检测过于灵敏，容易误诊，因此临床上需要与尿沉渣检查结合判断。

（3）茶水检测潜血阳性的原因　如果茶水中含有的物质能够与尿试纸条发生反应，使显色物质显色，这时尿液分析仪就误认为潜血阳性，这就不难理解为什么茶水检测后会出现潜血阳性了。

现在大家明白了尿检潜血阳性与血尿是不同的。因为单纯"潜血"阳性而忧心忡忡，甚至被扣上"肾炎"的大帽子，为了消除潜血，而走遍全省甚至全国，神农试百草般尝试各种偏方妙药，这期间的辛苦和高达数万甚至数十万的花费，让人痛心之余大呼不值！在此郑重告诉大家，尿里出现潜血不一定就是血尿，这种检查方法仅能作为血尿的初筛，一定要进一步进行显微镜下尿沉渣检查。

3. 怎样检测尿液中白细胞

（1）检测方法　干化学法：白细胞的主要组成部分中性粒细胞含有一种特殊的脂酶，它能够与尿试纸条发生反应，形成紫色缩合物，颜色深浅与中性粒细胞的多少成正比。

（2）检测方法局限性

🔬 要求尿液标本为新鲜中段尿，以免白细胞破坏。

🔬 只能检测中性粒细胞，不能与单核细胞、淋巴细胞反应。

🔬 易受尿液中高浓度胆红素或某些药物、污染的甲醛影响产生假阳性。

（3）茶水中检测出白细胞的原因　茶水中含有大量的未知干扰物质，如果"以茶代尿"，茶水中的酚类及其他有机物，只要能与尿分析试纸中的重氮盐发生偶合反应，即可显色，仪器只会根据化学反应结果判断是否含有白细胞。

目前的仪器没有鉴定样本是否为尿液的程序，如果放进去的茶水中含有和尿液中类似的物质，仪器就会自动辨别，生成结果。也即酱油、啤酒中也可能检出潜血阳性和白细胞。应用干化学法对红细胞、白细胞进行检测是以不漏诊为目的的，即所谓的"宁可错杀三千，绝不放过一个"。茶水检测出"细胞成分"，这些都是"机器惹的祸"，也是大众（包括记者）对尿检常识不理解所造成的"误会"。

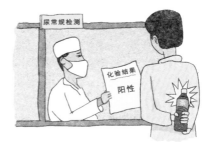

尿沉渣检查能识别茶水吗 ◄◄◄

1. 必须进行尿沉渣检测的原因　干化学法的假阳性率较高，仅可应用于肾脏病的筛查。当临床中出现化学法检测阳性时，必须要对尿液离心后的尿沉渣进行显微镜检查，鉴定其有形成分。

尿液有形成分包括红细胞、白细胞、上皮细胞、管型等。人工显微镜计数检查可以准确判别出尿液中是否含有有形成分。而实际中，由于尿沉渣镜检费时费力，不可能快速分析。因此，许多检验工作量较大的医院均引进了尿沉渣自动分析仪。

2. 尿沉渣自动分析仪检测原理　根据细胞、管型、结晶的形状、大小进行分类计数，而非细胞本身。就像通过身高来判定性别一样，个子高的是男性，个子低的是女性。因此，用机器进行有形成分分析较人工计数"假阳性"更高，这也是为什么茶水中能检查出"红细胞、白细胞等"的重要原因之一。

3. 怎样避免假阳性　目前尿液中红细胞、白细胞的检测仍以尿沉渣人工显微镜检为标准检测方法。因此要求尿沉渣镜检前，尿液处理要规范，检验过程由有经验的检验医师来完成，以便提供更为准确、全面的检验结果。如果均采用人工显微镜检测，茶水肯定不会检出细胞成分。

尿常规检测注意事项 ◄◄◄

注意收集尿液标本的规范，是保证尿常规检查结果准确性的关键。为了提高尿常规检查的准确性，避免假阳性结果的出现，进行尿常规检查时应注意以下几点：

1. 尿常规检查时，留取尿液不少于 10 毫升。

2. 一般要求女性留取尿标本时应避开经期，以防止阴道分泌物混入尿液中，影响检查结果。

3. 留取中段尿，尤其做尿常规和尿细菌学检查时。

4. 留取尿液应使用清洁干燥的容器，即医院提供的一次性尿杯和尿试管。

5. 所留尿液应尽快送实验室检查，因为时间过长会有葡萄糖被细菌分解、管型破坏、细胞溶解等问题出现，影响检查结果的准确性。

总之，"茶水发炎"并不能说明医生资质或医疗仪器存在问题。真相在于尿液分析仪自身不能鉴别人体尿液以外的茶水或其他液体，算是一场由不知情的人错误利用机器而惹出来的风波吧。因此，有必要正确认识尿常规检测的方法和意义。

治疗慢性肾脏病药物如何选

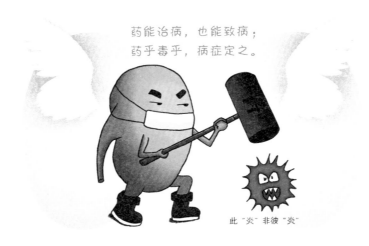

药能治病，也能致病；
药乎毒乎，病症定之。

此"炎"非彼"炎"

在肾脏病的诊疗过程中存在不少药物错用、滥用的现象，下面就对常见的几种药物应用误区进行解答。

此"炎"非彼"炎"，警惕抗生素滥用 ‹‹‹

1. "肾炎"不同于感染性炎症　"肾炎"是各类肾小球肾炎的简称。此类疾病从发病机制上而言是多种病因共同作用的结果，免疫异常导致的无菌性炎症被认为是最重要的原因。同时，感染、环境因素、遗传背景也参与了某些类型肾小球肾炎的发生、发展。也就是说，肾小球肾炎的"炎症"是一种无菌性炎症，肾内部并没有出现细菌感染。

2. 抗生素使用——根据病情需要　抗生素的使用在肾炎治疗中也是分时机的。如溶血性链球菌感染后急性肾小球肾炎、IgA 肾病等明确由感染性炎症诱发的肾小球肾炎，若发病时感染尚未痊愈，可应用抗生素控制感染；若前驱感染已完全消退，则没有必要应用抗生素治疗。由于广大基层医生对肾小球肾炎的认识十分有限，再加上某些类型的肾小球肾炎的发生的确与感染性炎症相关,正确使用抗生素控制感染、消除致病菌,对疾病的恢复有很大帮助。这使得许多医生在并未真正认识肾小球肾炎时,以偏概全,"经验性"的给患者应用抗生素治疗。同时有些患者对"肾炎"认识不足,也认为治疗"肾炎"必须使用抗生素。这都是"肾炎"治疗的误区。

糖皮质激素,肾脏病治疗的双刃剑

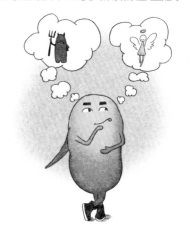

不少肾脏病患者对激素是闻之色变,服药后肥胖、骨质疏松甚至股骨头坏死等副作用就像拦路虎一样,导致医生、患者惧怕副作用而不敢用,延误治疗时机,或是不接受治疗剂量,自行减量,疾病迁延。随着肾脏病规范治疗的推广,越来越多的医患走出了"怕用激素"的误区,这本身是一件好事,但是一定要警惕非适应证、非合适剂量、非合适疗程"好心办坏事"!

1. 正确认识糖皮质激素 糖皮质激素,简称激素,是由肾上腺合成和分泌的一类激素的总称,正常人体每天都在分泌糖皮质激素。糖皮质激素作用相当广泛,它能够作用于糖、蛋白质及脂肪代谢,还具有抗炎、免疫抑制等药理作用,许多疾病治疗中都会用到。

2. 糖皮质激素应用严格把握适应证,注意副作用 糖皮质激素自身的特点决定了它的两面性,肾脏病治疗的双刃剑。一方面,糖皮质激素的规范应用,延缓了许多肾脏病患者肾衰竭的进程,甚至获得了部分肾脏病的痊愈;另一方面,糖皮质激素可以引起多种副作用。因此,在使用过程中应严格把握适应证,注意副作用。

(1)不回避糖皮质激素的副作用 副作用多见于长期、大剂量使用激素者。其副作用主要包括库欣综合征、高脂血症、高血压、动脉粥样硬化、血栓形成、急躁易怒、诱发或加重消化性溃疡、易患或加重感染、伤口愈合延迟、诱发痤疮、股骨头坏死、骨质疏松症、白内障、青光眼、类固醇性糖尿病、水肿、儿童生长发育迟缓等。

（2）结合肾脏病理，合理用药　很多肾脏病患者因为惧怕副作用而拒绝服用激素。也有患者在使用后质疑："我已服用这么长时间激素，副作用出了一大堆，可病为什么还不好呢?"做了肾活检，医生就可以告诉您答案了。病理结果不同，治疗方案也不相同：是否应用激素？单用激素抑或联合免疫抑制剂治疗？多长时间调整药物剂量？这些问题都可以从中得到答案。如病理类型为微小病变肾脏病可在较短的时间内看到疗效。对糖皮质激素反应较差的病理类型，应根据患者病情调整糖皮质激素用法，避免危及生命的严重并发症。总之，根据不同的病理类型及临床表现制订合理的激素治疗方案才是正确之道。

（3）如何减少服用激素后的副作用　有些副作用可以采取措施预防。

🐾 服用激素时给患者补充钙片或维生素 D，多活动、多晒太阳，预防骨质疏松和股骨头坏死。

🐾 严格控制饮食的摄入量，不吃太油腻、高脂肪、太咸的食物，预防高血糖、高血脂。

🐾 注意预防感冒、受凉，保证口腔卫生，可以预防感染。一旦出现了感染，应尽最大可能治疗，避免造成感染扩散，甚至败血症，危及生命。

利尿剂对症治疗与"拔苗助长" ‹‹‹

1. 对症治疗肾脏病为什么要应用利尿剂?

水肿是肾脏病患者常见的临床表现，水肿程度也不尽相同。由于合并水肿的患者均有不同程度的尿量减少，因此，明显水钠潴留的患者应用利尿剂来减轻水肿就成为很多治疗方案中十分关键的一环。

2. 合并水肿的肾脏病患者必须要应用利尿剂吗?

答案当然是否定的。利尿剂的应用并非百利而无一害。以临床中最为常用的利尿剂"呋塞米（速尿）"为例，它可以抑制肾小管上皮细胞对钠、水的重吸收，从而起到利尿消肿的作用。肾小管上皮细胞如同一根弓弦，张弛有度才能射箭，若长期只张不弛便有可能弦断弓毁，犹如"拔苗助长"。过度、不正确的利尿会损伤肾小管上皮细胞，导致利尿剂抵抗，同时也会减弱肾对糖皮质激素的敏感性，延缓疾病的缓解、治愈。

3. 何时可应用利尿剂？

（1）高度水肿，为肾活检做准备者，可适度扩容利尿。

（2）水肿合并容量负荷过重者，限水同时须利尿，以减轻心肺负荷。

（3）肾小球微小病变、膜性肾脏病等短期内体重增加不明显者，不必常规利尿。

（4）水肿合并一过性肾功能不全者，须先扩容再利尿，切不可过度利尿，加重肾损害。

因此，正确应用利尿剂有助于病情的诊断、治疗，不合理应用利尿剂反而起到相反作用。如肾前性少尿，如果剂量使用不当，会进一步使肾缺血加重，从而加重肾损害。

中药是宝，滥用是祸

1. 中药治肾脏病，还是致肾脏病？

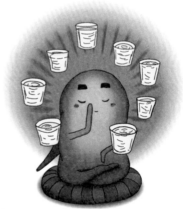

中医中药文化源远流长，正确使用中药方剂可对肾脏病的治疗发挥一定的疗效，比如：大黄制剂、当归黄芪合剂、雷公藤多苷、冬虫夏草等。

（1）大黄制剂可延缓肾功能恶化。大黄制剂提取物大黄素可通过改善氮质血症、干预残余肾组织的代偿性肥大、降低残余肾的高代谢状态、纠正脂质紊乱、减少蛋白尿、调节机体营养代谢状况等多个方面，延缓肾衰竭的进展。

（2）中药的利水药有肯定的利尿作用，如猪苓、茯苓、泽泻、车前草、金钱草、半边莲等。

（3）有些中药对免疫功能有双向调节作用，尤其是雷公藤对肾小球肾炎有明显治疗作用。此药能抑制免疫复合物形成，减轻肾小球炎症改变。冬虫夏草确有改善肾功能的作用。

（4）活血化瘀药可改善肾的血液循环，使部分废用肾单位得到不同程度的修复。

（5）不能忽视中药的副作用。早在 20 世纪 60 年代就有关木通导致肾衰竭的报道,1993年比利时学者发现服用含有木通成分的减肥药者出现肾损害。此后发现导致肾损害的罪魁祸首是木通中含有的马兜铃酸,国际上后来称之为"马兜铃酸肾脏病"。

目前已经明确可能带来肾损伤的中药有近50种,如雷公藤、草乌、木通、使君子、益母草、苍耳子、苦楝皮、天花粉、牵牛子、金樱根、土贝母、马兜铃、土荆芥、巴豆、芦荟、铁脚威灵仙、大枫子、山慈菇、曼陀罗花、钻地风、夹竹桃、大青叶、泽泻、防己、甘遂、千里光、丁香、钩藤、补骨脂、白头翁、矮地茶、苦参、土牛膝、望江南子、棉花籽、蜡梅根、斑蝥、鱼胆、海马、蜈蚣、蛇毒、砒石、雄黄、红矾、朱砂、升汞、轻粉、铅丹、明矾等。雷公藤有肾毒性,主要引起肾小管坏死,故临床上只能使用雷公藤制剂,如雷公藤多苷等。

2. 不可执迷偏方　有病乱投医,是久治不愈患者的一种心态,偏方治大病也是患者求治心切的一种心理寄托。比起对中药副作用的认识不足,执迷偏方则显得更为可怕。如民间流传鱼胆可清热、明目,使用不慎可引起包括肾损害在内的多脏器损害。

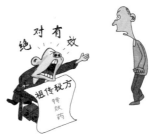

3. 避免中药损害重在预防　①使用质量好的中药,不用有污染的中药;②慎用民间偏方;③分清药物品种,避免服用外形相似的有毒中药;④控制中药的剂量及疗程,一副药吃上几个月,甚至几年,这样的话引起肾脏病也不足为奇;⑤把握中药的煎服方法;⑥注重药物成分调查,熟悉具有肾损害作用的中药品种;⑦严密监测肾功能,肾功能不全者应禁用肾毒性很强的中药;⑧正规中医医师指导下用药。

惨痛的事实告诉我们,正确应用中药是有益的,而滥用中药、误信偏方无异于"搬起石头砸自己的脚"。所谓中药致肾脏病并非中药之过,而是人之过。

尿毒症可防可治

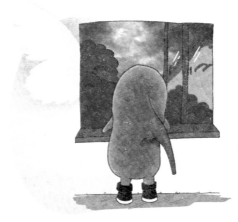

尿毒症没有想象中那么可怕，但也不能忽悠手到病除。

众口相传，再加上新闻故事里的描述，尿毒症、白血病、肿瘤成为大众印象里的重病、绝症。提到尿毒症，不少人会想到无药可医、无路可走。那么，真实的情况是怎样的呢？这里从几个有关尿毒症的误区谈起，希望能够帮助大家正确看待尿毒症。

如何诊断尿毒症

尿毒症是终末期肾脏病的俗称，实际上它不是一个独立的疾病，而是各种晚期肾脏病共有的临床综合征。当肾衰竭时，肾就无法维持正常的工作，体内的代谢废物和多余的水分无法排出，促红细胞生成素分泌减少，以致出现毒素蓄积、水分潴留、贫血、骨病等种种症状，称为尿毒症。

尿毒症常见症状：①水肿（脚踝、小腿、双手等）；②恶心、呕吐、食欲下降、口有尿臭味；③皮肤、口唇苍白；④高血压；⑤疲倦、乏力、注意力不集中；⑥皮肤瘙痒；⑦少尿或无尿；⑧心包炎、心力衰竭。

1. 尿毒症的预防　在我国,引起尿毒症最常见的病因是慢性肾小球肾炎,其次是糖尿病肾病和高血压病肾损害,只有极少数是由急性肾衰竭转变而来。慢性肾炎早期症状隐匿,仅表现为尿检异常等不疼不痒的症状,加上缺乏规律体检的意识或习惯,使得许多患者初诊即诊断为尿毒症。殊不知,冰冻三尺,非一日之寒,对这部分患者来讲,与其说尿毒症突然发生,莫如讲突然发现。

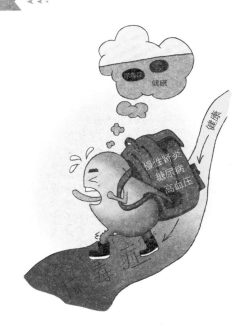

一般来说,如不加干预,20% ~ 40%的慢性肾炎患者会在10 ~ 20年的时间进展为尿毒症;糖尿病和高血压病患者也需要至少5 ~ 10年的时间发展成尿毒症。就目前手段来讲,早期干预,延缓慢性肾脏病进展至尿毒症期是完全可能的。那么,我们应该怎样做呢?

（1）意识决定形式——定期体检很重要　随着生活条件的不断改善,规律体检对多数人或家庭来讲,不再是一项奢侈的支出。从经济效益学角度来讲,每年百十块或几百块的投入,能够早期发现疾病、延缓或控制疾病,避免后期巨额人力、金钱的浪费,是非常值得的。特别是对慢性肾脏病这类的"隐形杀手",唯有定期体检方可发现,可以说意识左右预后。体检的内容不必很多,常规的血压、血常规、尿常规,肝、肾功能检测便能发现早期肾脏病的蛛丝马迹。

（2）水是生命之源,多喝水才可常保"肾青春"

多饮水可以保障肾的有效血液灌注,多排尿可以促进代谢产物的排出。在尿量允许的情况下多喝水、多排尿可以延缓肾功能的恶化。

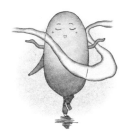

（3）该吃的药一个也不能少,不该吃的"补药"

一样也不要碰　肾脏病发展为尿毒症需要一定的过程，临床中常有患者脱离这种规律，"飞速"进展为尿毒症，原因何在？很重要的一个原因就是乱用药，对疾病不以为然，不吃药或随意吃，见好就停药；或是乱投医，"救命草""祖传偏方"等百试莫改其衷。其实，有效控制异常尿、异常血压、异常血糖等才是延缓肾损害进展的最佳武器。所谓的"补药"多半是"金玉其外，败絮其中"，坑蒙拐骗更是不在少数，还是能免则免吧。若真要"补肾"的话，还是在尿量允许的情况下多饮水吧，水才是"软黄金"。

（4）合理饮食　包括低蛋白饮食和严格限盐。低蛋白饮食可延缓肾功能恶化，未透析的尿毒症患者每天每千克体重可进食蛋白质0.6克，其中一半应为以动物蛋白为主的优质蛋白。具体请参照专门的肾脏病营养食谱。由于过多的盐分摄入会导致水钠潴留，影响降压药的疗效，合并高血压和水肿的慢性肾衰竭患者应严格限盐，标准为3克/天。

（5）搬走压在尿毒症患者头上的"三座大山"　高血压、蛋白尿、贫血被认为是压在慢性肾脏病患者头上的"三座大山"。研究表明，高血压、蛋白尿是导致肾功能快速恶化的重要因素，二者更可互为因果，形成恶性循环。在监测血肌酐和血钾的基础上应用血管紧张素转换酶抑制剂（ACEI）、血管紧张素受体拮抗剂（ARB）类药物对于控制血压和减少蛋白尿都是十分有利的。由于肾是产生绝大部分促红细胞生成素的器官，因此，当慢性肾脏病患者出现贫血时，应在补充铁剂的基础上给予促红细胞生成素或其他红细胞生成刺激剂，纠正贫血，以延缓肾功能的恶化。

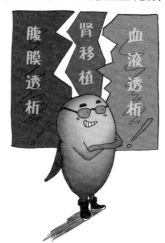

2.尿毒症的有效治疗方法　在所有的衰竭脏器中，肾替代是最为成功的。良好的替代，患者可以长期存活，胜任生活、工作、享受假期。主要手段包括：

（1）血液透析　利用血液透析机将患者的血液引出体外，通过机器清除多余的水分和毒素后，再将血液输送回体内。每周到医院治疗2~3次，每次4~5

小时。

（2）腹膜透析 利用人体天然的腹膜所具备的交换能力进行水分和毒素的清除，操作简便、安全、无痛，可以居家操作。

（3）肾移植 将其他人的健康肾通过手术植入患者体内，相当于重新拥有了一个正常的肾。使用该方法治疗，患者生活质量最高，但术后需要终身服用抗排异药物。

尿毒症是否不可逆？不可愈 ‹ ‹ ‹

既然有那么多手段治疗肾脏病，进入尿毒症期后我们的肾能恢复正常吗？尿毒症能治愈吗？

1. 不可逆转的肾脏病结局 作为肾衰竭后潴留体内的毒素之一，血肌酐升高提示了什么？仅仅高出一点点严重吗？其实，这一点点已经是肾超负荷工作的预警了，肾功能实际受损已超过 50%。通俗的比方，肾就像一个巨大的废物加工厂，原有 100 名工人，每天只需 50 人工作即可满足生产需求，50 人后备储存。各种原因导致肾功能丢失首先表现为在岗工人的减少和后备替补，随着在岗工人掉队速度加快，后备耗尽后，在岗工作量增加至原来的 2 倍、3 倍……直至不能负荷，毒素蓄积，表现为血肌酐等指标的升高。且越接近尿毒症期，肾功能下降速度就越快。从病理上讲，尿毒症患者的肾内部发生了纤维化和硬化，有效工作单位丢失殆尽却缺乏起死回生的治疗手段，这些都决定了尿毒症是不可逆的。

2. 不可根治的肾脏病终末期 就目前医学水平的发展，尚不能解决慢性肾衰竭可逆的难题，更不要说治愈尿毒症了。既然当肾功能出现异常后，没有任何方法能阻止肾功能恶化的脚步，只有采取适当的干预措施来延缓肾功能的恶化。很多患者在进入尿毒症期后，刚开始并没有明显的尿毒症症状，此时若采取正确的治疗方法，可延长进入肾替代治疗的时间。恰恰相反，他们听信一些谣言，相信有什么"灵丹妙药"能够治愈尿毒症，遍访各路"神医"，结果往往事与愿违，只会加速肾功能的恶化。

目前，肾替代治疗的各项技术已经十分成熟，我们也期待随着医疗技术水平的不断进步，人类攻克尿毒症的日子快些到来。

慢性肾脏病，早知方好治

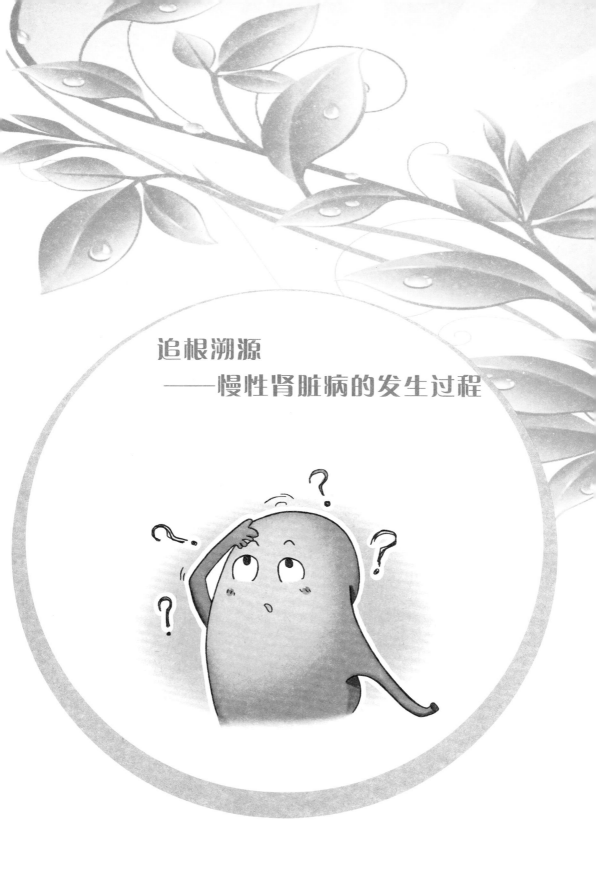

追根溯源
——慢性肾脏病的发生过程

我们的肾

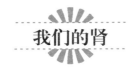

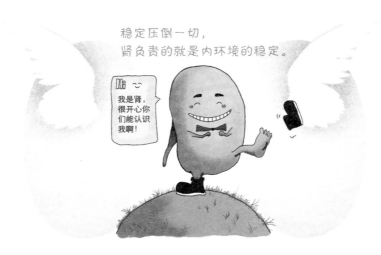

稳定压倒一切，
肾负责的就是内环境的稳定。

我是肾，很开心你们能认识我啊！

　　肾的基本功能是生成尿液，借以清除体内的多余水分、代谢产物及某些废物、毒物，调节水、电解质平衡及维护酸碱平衡。同时，肾有重吸收功能，来保留水分及其他有用物质，如葡萄糖、蛋白质、氨基酸等。此外，肾还有内分泌功能，生成促红细胞生成素、活性维生素 D_3、肾素、前列腺素、激肽等。不仅如此，肾也是机体部分激素的降解场所和肾外激素的靶器官。肾的这些功能，保证了机体内环境的稳定，使新陈代谢得以正常进行。所以说肾是人体的重要器官，为了维护我们的健康，要认真呵护肾。下面让我们了解一下肾的基本情况。

肾的形态

　　肾是成对的蚕豆状器官，大小因人而异，正常成人肾长 10 ~ 12 厘米、宽 5 ~ 6 厘米、厚 3 ~ 4 厘米，重 120 ~ 150 克；一般女性的肾小于男性的肾，左肾较右肾稍大。人体有两个肾，如果一个肾丧失功能，另一个在一定程度上可以承担两个肾的功能，但这种过劳的情况下肾更加脆弱,更易发生肾脏病。

肾的位置

    肾是腹膜后器官,位于腹膜后脊柱两旁,左右各一。右肾由于肝的关系比左肾低 1～2 厘米。正常肾随呼吸上下移动 1～2 厘米。肾在横膈之下,体检时除右肾下极可以在肋骨下缘扪及外,左肾不易摸到。临床上常将腰肌外侧缘与第 12 肋之间的部位称为肋腰点,第 12 肋与脊柱的交点叫作肋脊点,当肾有病变时,触压或叩击该区,常有压痛或叩痛。

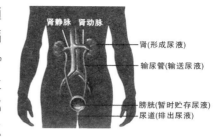

肾静脉　肾动脉
肾(形成尿液)
输尿管(输送尿液)
膀胱(暂时贮存尿液)
尿道(排出尿液)

肾的结构

    在肾纵切面可以看到,肾实质分内外两层:外层为皮质,内层为髓质。肾皮质由 100 多万个肾单位组成。部分皮质伸展至髓质锥体间,成为肾柱。肾髓质由 10～20 个锥体所构成。肾单位是肾结构和功能的基本单位。

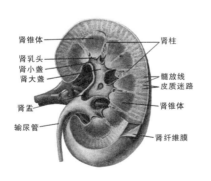

肾锥体
肾乳头
肾小盏
肾大盏
肾盂
输尿管
肾柱
髓放线
皮质迷路
肾锥体
肾纤维膜

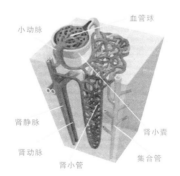

血管球
小动脉
肾静脉
肾动脉
肾小管
肾小囊
集合管

肾的功能

    1. 生成尿液　血液流经肾,除细胞与大分子蛋白外,其中大部分血浆成分通过肾小球滤过膜形成原尿,再经过浓缩和稀释作用,最终形成终尿汇入肾盂,排出体外。

2. 排泄代谢产物 机体在新陈代谢过程中产生多种废物。以尿素氮、肌酐、尿酸等为代表的绝大部分代谢废物,通过血液进入肾,随尿液排出体外。

3. 维持体液、电解质及酸碱平衡 在肾生成尿液的过程中,通过肾的浓缩与稀释功能调节机体水、电解质以及酸碱平衡,从而维持内环境的稳定。

4. 内分泌功能 ①分泌肾素、前列腺素、激肽,通过肾素-血管紧张素-醛固酮系统和激肽-缓激肽-前列腺素系统来调节血压。②分泌促红细胞生成素,刺激造血。③分泌1α-羟化酶,活化维生素D_3,调节钙磷代谢。④肾是许多内分泌激素,如胰岛素、某些胃肠激素等的降解场所。当肾功能不全时这些激素半衰期明显延长,从而引起代谢紊乱。

由此可见,肾在维持机体内环境稳定方面发挥着重要的功能。

◀ 肾脏病早期征兆 ◀◀◀

肾没有像心脏一样搏动的状态,也不像胃会因吃得过饱而有胀痛的感觉,它任劳任怨,默默地扮演着体内"清道夫"的角色,过滤并清除代谢产物。正因为如此,它所受的伤害也是无声的;等到出现症状时再就诊,肾功能可能已经丧失大半,影响的范围不只是泌尿系统,也包括机体的各个器官和系统,对身体健康的危害非常大。临床经验表明,肾脏病早期可以出现以下信号:水肿、高血压、尿量过多和过少或夜尿增多、尿色异常、尿中出现泡沫增多且静置后不易消退等。如果发生上述情况,要尽快到医院做进一步检查,以明确是否患病。

◀ 常见的肾脏病 ◀◀◀

1. 慢性肾小球肾炎 简称慢性肾炎,是病因不同、病理类型不同的一组原发性肾小球疾病,表现为血尿、蛋白尿、水肿、高血压等。

2. 肾病综合征 是指由多种病因引起的,以肾小球病变为主的一组临床综合征。临床上主要表现为大量蛋白尿(尿蛋白定量>3.5克/24小时)、低蛋白血症(血白蛋白<30克/升)、水肿、脂代谢

紊乱。

3. 慢性间质性肾炎　是指以肾间质及肾小管慢性病变为主要表现的肾脏病。长期服用含马兜铃酸的中药（如木通、广防己等）、解热镇痛药，以及重金属中毒和放射性接触可导致本病。也可继发于自身免疫性疾病如干燥综合征、代谢性疾病如高尿酸血症等全身疾病。表现为夜尿增多，还可有贫血及血压升高。尿液检查可见低渗、低比重、尿糖，彩超显示肾变小。慢性间质性肾炎可导致血肌酐升高，肾功能不全。

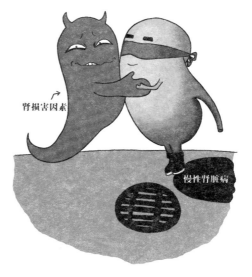

肾损害因素

慢性肾脏病

4. 慢性肾衰竭　是指各种肾脏病引起的缓慢进行性肾功能损害，最后导致肾功能完全丧失，也就是尿毒症。从原发病起病到肾功能不全的开始，间隔时间可为数年到十余年，会有乏力、贫血、恶心、呕吐、心律失常等表现。

5. 肾结石　指发生于肾盏、肾盂的结石，病因与环境、种族遗传、代谢异常、饮食习惯等多种因素有关。肾结石可能引起泌尿系感染、肾盂积水，进一步损害肾功能。多数肾结石是需要治疗的。

6. 肾盂肾炎　分为急性和慢性肾盂肾炎。急性肾盂肾炎表现为急性起病，常有腰痛，肋脊点、肋腰点压痛或叩痛，发热、寒战、头痛、恶心、呕吐、血白细胞升高等全身感染症状，血培养可能阳性。慢性肾盂肾炎影像学表现为局灶粗糙的肾皮质瘢痕，伴有相应肾盂肾盏变形，临床表现常与慢性间质性肾炎相似，并有间歇尿路感染发作史。

7. 肾囊肿　是肾内出现大小不等的与外界不相通的囊性病变的总称。常见的肾囊肿可分为单纯性肾囊肿、成人型多囊肾和获得性肾囊肿。小的肾囊肿对人体没有影响，大的肾囊肿需要治疗。成人型多囊肾是一种先天性遗传性疾病，常会缓慢地发展成为慢性肾衰竭。

8. 糖尿病肾病　是糖尿病最严重的并发症之一，常有糖尿病病史多年,存在其他糖尿病微血管并发症,如糖尿病眼底、神经病变,可以有不同程度的蛋白尿甚至肾功能不全。糖尿病患者应注意监测尿微量白蛋白、肾功能等指标。

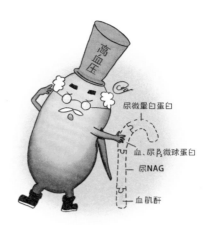

9. 高血压肾损害　系原发性高血压引起的良性小动脉肾硬化和恶性小动脉肾硬化,并伴有相应临床表现的疾病。

10. 紫癜性肾炎　又称过敏性紫癜性肾炎,是过敏性紫癜出现肾损害时的表现。患者多有过敏史,身上有皮疹表现,部分患者还伴有血便、腹痛、关节痛。

11. 狼疮性肾炎　是系统性红斑狼疮累及肾引起的,是系统性红斑狼疮主要的并发症和死亡原因。常有面部皮疹、口腔溃疡、光过敏、关节痛、脱发、皮疹等表现。

肾脏病筛查的常见方法及意义

1. 尿液检查

（1）尿红细胞　尿液离心后镜检高倍视野红细胞 3 个以上为镜下血尿,多型红细胞>80% 时为肾小球源性血尿,多型红细胞<50% 时为非肾小球源性血尿。血尿常提示有泌尿系统疾病,如急慢性肾小球肾炎,泌尿系结石、结核、肿瘤等。除泌尿系统疾病外还可能是感染性疾病,血液病,自身免疫性疾病,心血管疾病和邻近的前列腺、精囊、盆腔、附件等其他器官疾病,也可能是药物、

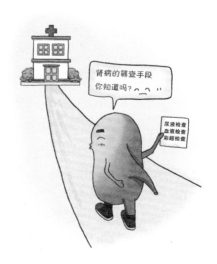

突然大量运动导致。发现血尿不要惊慌,血尿不代表一定有肾炎,可能

是功能性血尿,女性还要排除月经期带来的假性血尿。患者要到医院就诊,以明确血尿原因。

(2)尿蛋白 尿蛋白定性试验阳性或定量试验超过 150 毫克/24 小时时为蛋白尿。蛋白尿可为生理性,如剧烈运动、发热、寒冷、精神紧张时;也可为病理性,如肾小球肾炎、肾病综合征、肾盂肾炎、间质性肾炎、糖尿病肾病、系统性红斑狼疮性肾炎、乙肝相关肾炎、溶血性贫血、挤压伤综合征、骨髓瘤、浆细胞病等。女性患者留尿时要注意避免阴道分泌物的影响。

(3)尿糖 ①可为血糖升高所致,如糖尿病等。②如血糖正常,可能为肾小管重吸收功能下降导致,如间质性肾炎等。③暂时性糖尿:大量进食糖类导致一过性血糖升高、尿糖阳性,此为生理性糖尿。也可为应激导致体内升糖激素分泌过多,出现暂时性高血糖和糖尿。④假性糖尿:一些还原性物质,如维生素 C、尿酸、葡萄糖醛酸,或一些随尿液排出的药物,如异烟肼、链霉素、水杨酸、阿司匹林等,可使尿样出现假阳性。

(4)尿比重 比重受尿中溶质的量和尿量影响。一般在 1.015 ~ 1.025,晨尿比重最高,一般大于 1.020。升高多见于血容量不足导致的肾前性少尿、糖尿病、肾病综合征等。降低多见于大量饮水、慢性肾小球肾炎、慢性肾衰竭、肾小管间质疾病、尿崩症等。

2. 血液检查

(1)肌酐 血肌酐急性进行性升高是急性肾损伤的指标,慢性肾衰竭时肌酐升高程度与病变严重性一致。一旦发现肌酐升高应尽早到医院就诊,查明病因并积极治疗。

(2)尿素氮 是蛋白质代谢产物。血中尿素氮升高多见于急、慢性肾衰竭。严重脱水、大量腹水、心力衰竭等导致肾前性少尿时明显升高。还有一些急性传染病、高热、上消化道大出血、严重创伤、高蛋白饮食时升高,但血肌酐一般不升高。

3. 双肾彩超 正常肾的彩超一般大小、形态正常,皮质回声均匀,皮髓界限清晰,血流显示良好。如果彩超提示肾形态或血流异常,回声异常,应引起重视,需要找肾脏病专科医生就诊。

通过以上的介绍,大家会对肾的基本结构、功能以及常见的肾脏病有所了解。为了保护好我们的肾,应当注意休息、适当运动、健康饮食、规律生活、避免应用肾毒性药物。当机体出现上述异常信号时,建议大家到医院详细检查,遵医嘱用药,不可自己随意诊断、随意用药,以防延误病情或加重肾损害。

危害肾的坏习惯

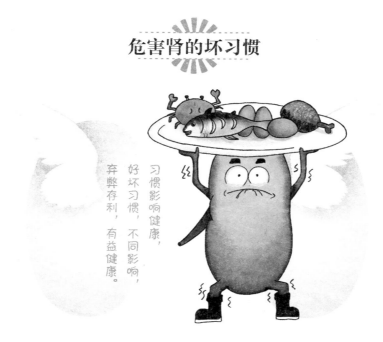

习惯影响健康,好坏习惯,不同影响,弃弊存利,有益健康。

　　了解了肾的"清道夫"功能——肾是人体内重要的负责排泄废物和毒素的器官,我们可以理解为什么一些不良的饮食习惯及生活方式会加重肾的负担,并随时间延长对肾造成一定的伤害,危及我们的身心健康。培养良好的生活习惯,保护好肾,至关重要。

　　随着时代的发展,我们的饮食习惯及行为方式也发生了巨大的变化,而且常常是不科学的。下面我们就一起看看是哪些坏习惯在悄无声息地危害着我们的肾。

不良的饮食习惯

　　1.吃得太咸　食盐的化学名称是氯化钠。大家都知道盐是做菜时必不可少的调味品,没有盐,首先的感觉是菜肴淡而无味,再好的菜也难以下咽;同时,氯化钠中的钠离子对心脏收缩、血液正常输送、肌肉张力和体内渗透压稳定都起着非常重要的作用。轻度缺盐,会影响人的正常新陈代谢,使人虚弱无力;如果中、重度缺盐,还会发生脑水肿,出现抽搐,甚至昏迷。所以,盐作为一种必需的食物,适量摄入是极其重要的。

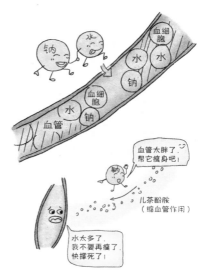

在正常情况下,人体每天如能摄入6克左右的盐(包括食物本身含有的盐分及烹饪过程中所加放的盐分)就可以满足生理需要了。但是在我国,一般人(特别是北方人)每天盐的实际摄入量高达 13 ~ 15 克。有些喜欢吃得咸的人,不但炒菜的时候加的盐较多,每个菜还要加酱油,使实际摄入量超过 20 克,是人体正常需求量的 3 倍或更多。盐吃得过多,会使钠在体内大量积聚,为了维持正常的渗透压,必须喝大量的水将它稀释,使血容量增多,容易引发高血压,这样势必加重心脏和肾的负担。如果尿液和汗液不能把多余的盐排泄出去,就可能引起水肿。另外,高血压是一种全身性疾病,它和肾脏病常常是一对"孪生姐妹"。近年来,高血压引发肾损害的发病率不断上升。高血压患者在日常生活中一定要坚持低盐饮食。正常人每天摄入的盐应该在 6 克较为适宜(大约 1 啤酒盖),而存在肾脏病的患者则应该根据自身情况调整食盐的摄入量。常见食物含钠量请见 59 页附表。

2. 不爱喝水 不少人对喝水没多大兴趣,甚至不觉得喝水重要,其实这样很容易造成身体上的伤害。我们体内新陈代谢的废物主要是由肝和肾处理,不足人体体重 1% 的肾却要接受全身 1/4 的心输出量,每分钟会有 2 ~ 4 升的血液经过肾。因此,肾处理的废物远远多于其他脏器。而肾最重要的任务就是调节人体内水分和电解质的平衡,排泄机体代谢活动所产生的废物。肾在进行这些工作的时候,需要足够的水分来辅助。如果长时间不喝水，尿量就会减少，尿液中携带的废物和毒素的浓度就会增加。临床常见的肾结石就和长时间不喝水密切相关。

3. 饮料代替开水　碳酸饮料主要成分包括碳酸水、柠檬酸等酸性物质、白糖、香料，有些还含有咖啡因、人工色素等。除糖类能给人体补充能量外，充气的"碳酸饮料"中几乎不含营养素。专家指出，碳酸饮料中的色素、添加剂、防腐剂等物质，没有一样是对身体有好处的。这些成分在体内代谢时需要很多水分，而可乐中含有的咖啡因有利尿作用，会促进水分排出，所以会越喝越觉得渴。当饮用了过多含咖啡因的碳酸饮料后，尿中的钙浓度会大幅度增加，更容易沉积下来形成结石。服用的咖啡因越多，患肾结石的危险就越大。另外，人体内镁和柠檬酸盐原本是可以帮助我们预防肾结石形成的，可是饮用了含咖啡因的饮料后，将镁和柠檬酸盐大量排出体外，使患肾结石的危险性更进一步提高了。饮料中所含的咖啡因，往往还会导致血压上升，而血压过高，也是引起肾损伤的重要因素之一。

碳酸饮料一般含有 10% 左右的糖分，一小瓶热量就达到 418.68 ~ 837.36 千焦（100 ~ 200 千卡），经常喝容易使人发胖，时间久了容易出现糖代谢紊乱，甚至出现威胁我们肾的糖尿病。

普通饮料和运动饮料的过度摄入还会间接损伤肾。人体内的酸碱度为 7.35 ~ 7.45，而这些饮料普遍为高度酸性，饮用后体内酸碱度会明显改变。所以要尽量避免过多地喝饮料，以白开水取而代之。

4. 大量喝啤酒　我们经常看见很多人腆着个大肚子，这就是我们常说的"啤酒肚"。这是长期大量饮用啤酒的结果。啤酒中的营养非常丰富，而且其中所含有的热量也非常大，如果长期大量饮用，就会造成体内脂肪堆积，从而导致大腹便便，形成"啤酒肚"。不仅如此，长期大量喝啤酒还会导致血脂异常、血压升高，如果出现并发症的话影响会更大。有调查研究发现：萎缩性胃炎、泌尿系统结石等疾病与经常大量喝啤酒有着极为密切的关系，而且本身患有这些疾病的患者，如果经常过量喝啤酒，还会导致

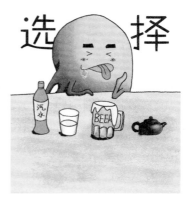

旧病复发或病情加重。这是由于啤酒在酿制的过程中会掺入大麦芽汁，而其中所含有的钙、草酸、鸟核苷酸和嘌呤核苷酸等物质会相互作用，从而导致人体中尿酸的含量大量增加，不但促进胆结石、肾结石形成，而且还可能诱发痛风症，严重者可致肾衰竭。

5. 酒后喝浓茶　有的人认为酒后喝浓茶能解酒，其实这非但无效，还会伤害肾。这是因为茶叶中的茶碱可以迅速地对肾发挥利尿作用，此时乙醇尚未来得及再分解便从肾排出，使肾受到大量乙醇的刺激，从而损伤肾。人们饮酒后酒中的乙醇通过胃肠道进入血液，在肝中转化成为乙醛，再转化成乙酸，由乙酸分解成二氧化碳和水而排出。茶叶中的茶碱可以促进尚未分解的乙醛过早地经过肾排出。乙醛是一种对肾有较大刺激性的有害物质，而肾对此并无解毒功能，所以会影响肾功能，经常酒后喝浓茶的人容易发生肾脏病。

6. 吃得太甜太油　经常无节制地吃甜食或食用过于油腻的食物，容易诱发肥胖，而肥胖会导致肾的脂肪含量增加、重量增加、体积增大、肾小球肥大。肥胖患者还容易出现胰岛素抵抗，进而引发糖尿病。有近 40% 的糖尿病患者会出现糖尿病肾病，而这是最难治疗的肾脏病之一。另外，吃甜食过多，在肾中会产生高浓度的草酸，草酸与钙发生化学作用生成的草酸钙沉淀，就是尿道结石和肾结石的成分。据统计，结石患者多爱吃甜食，常吃油腻食物。这绝不仅仅是烹调方式和饮食习惯的小事，而是事关家人健康的大问题。

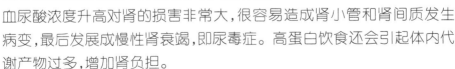

7. 蛋白质吃得过多　大量高蛋白饮食会导致血尿酸浓度升高，引发高尿酸血症。血尿酸浓度升高对肾的损害非常大，很容易造成肾小管和肾间质发生病变，最后发展成慢性肾衰竭，即尿毒症。高蛋白饮食还会引起体内代谢产物过多，增加肾负担。

8. 不适当食用蔬菜水果　在大多数情况下，多吃蔬菜水果有益健康，不过对于慢性肾脏病的患者来说，应该有选择地食用蔬菜水果。这是因为某些蔬菜水果含钾成分高，长期食用会造成高血钾，伤害肾。而且高血钾能直接影响心脏的功能，出现心律失常，心肌收缩力抑制，甚至心脏停搏。常见富含钾的食物请见 60 页附表。

9. 吃过于松软的面包　面包和糕点中有一种食品添加剂溴酸钾，它能赋予烤制食品所必需的面筋强度及弹性，吃起来口感松软，但过量食用会损害人的中枢神经、血液及肾。国际癌症研究机构已将其列为致癌物质。

◀ 不良的行为方式 ◀◀◀

1. 滥用药物　人体内产生的很多"垃圾"（代谢废物）都是通过肾由尿液排出体外的，其中也包括药物在体内的代谢产物。有些药物对肾有明显的毒副作用，包括庆大霉素等抗生素，非甾体类解热镇痛药和一些复方感冒药，某些含木通、牵牛子、苍耳子、罂粟壳、生草乌、使君子、青木香、广防己等的中药制剂等。因此，生病后不应随意吃药，而是要在医生的指导下根据自身的病情正确服用。尤其是肾功能减退以及已经患有慢性肾脏病的人更要谨慎用药，因为对于这类人群，药物在他们体内的排泄率将随着肾功能的减退而下降，从而导致药物及其代谢产物在体内的蓄积，进一步增加对肾的损害。

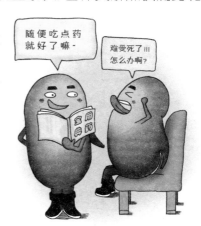

2. 经常憋尿　很多人都有憋尿的习惯，认为忍一时不会对身体有多大的伤害。而且忍尿憋尿，有时也不是人们所愿的，最常见的就是出门在外或者因为工作太忙放不下。但有了"尿意"而不能及时排尿对健康是非常不利的。俗话说"流水不腐"，正常排尿不仅能排出身体内的代谢产物，而且对泌尿系统也有自净作用。憋尿时膀胱胀大，膀胱壁血管被压迫，膀胱黏膜缺血，局部抵抗力降低，细菌就会乘虚而入，大肆生长繁殖，不仅容易引起膀胱炎、尿道炎，严重者还会导致肾盂肾炎。这类感染一旦反复发作，容易迁延不愈，久而久之会影响肾功能。

3. 暴饮暴食　现代人聚餐机会增多，常会吃下过量的"美味"，它们的代谢产物大多需经过肾排泄，饮食无度无疑会增加肾的负担。

4. 吸烟　长期吸烟除了增加患癌机会外，还会增加血液的黏稠度，增强血小板的聚集性，以及增高血压。长期的高血压会造成肾小动脉痉挛，导致肾血管缺血缺氧状态，进而损伤肾小球内皮细胞。内皮细胞一旦受损就会吸引血液循环中的炎性细胞浸润，并释放致病的炎性介质，此时肾小球局部就会出现病理改变，导致蛋白尿。长期控制不良的高血压常会引起肾功能减退。

5. 经常熬夜　熬夜对人体的损害是人尽皆知的，紊乱的生物钟使得人体代谢也跟着失调，熬夜时使身体内本该休息的肾处于持续工作状态。长期工作负荷加重可导致肾储备功能下降，容易患肾脏病。

6. 不适当的运动　生命在于运动，保持健康的身体，离不开运动。即便是患有肾脏病的患者，适当运动也可以有效减轻肾脏病的危害。然而不适当的运动则有可能对我们的肾造成巨大的危害。现代生活节奏越来越快，很多人都"没有时间"去锻炼身体，不少人会选择在休息时间去健身房做运动，为了抓住这"宝贵的时间"，经常会出现运动过量现象：运动时间过长、强度过大，再加上没有充足的氧气，使体内代谢产物大量积累，加重肾负担，而且在剧烈运动时，由于肢体需要大量的血液供应，流经肾的血液就会减少，肾小球缺血进一步加重肾损伤，甚至导致血尿、蛋白尿。而且这种不适当的运动很容易诱发横纹肌溶解，肌肉溶解产生的肌红蛋白可直接对肾产生损害，严重时可发生急性肾衰竭。

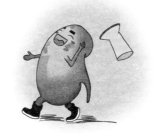

为了更好地呵护我们的肾，做一个身心健康的人，我们应该从身边的点点滴滴做起，改变不良的饮食习惯，转变不健康的行为方式，使我们的生活更加科学、更加健康。

常见食物含钠量(每100克食物的含量)

食物名称	含钠量（毫克）	食物名称	含钠量（毫克）
牛肉(瘦)	53.6	藕	44.2
猪肉(瘦)	57.5	大白菜	48.4
羊肉(瘦)	69.4	大葱(鲜)	4.8
牛肉干	412.4	葱头(洋葱)	4.4
牛肉松	1 945.7	芋头	33.1
带鱼	150.1	山药	18.6
甲鱼	96.9	韭菜	8.1
对虾	165.2	金针菜(黄花菜)	59.2
虾皮	5 057.7	芹菜(茎)	159.0
龙虾	190.0	青蒜	9.3
海参(干)	4 967.8	芫荽(香菜)	48.5
鸡肉	63.3	苦瓜	2.5
鸡蛋	94.7	圆白菜	27.2
鸭蛋	106.0	油菜	55.8
松花蛋(鸭)	542.7	小白菜	73.5
鸭肉	69.0	香椿	4.6
咸鸭蛋	2 076.1	菜瓜	1.6
牛奶	37.2	黄瓜	4.9
酸奶	39.8	西葫芦	5.0
奶粉(全脂)	260.1	茄子	5.4
大米	308.0	番茄	5.0
糯米(江米)	1.5	番茄酱(罐头)	37.1
小米	4.3	柿子椒	3.3
高粱	6.3	蘑菇(鲜)	8.3
玉米(黄)	3.3	紫菜	710.5
面粉(标准粉)	3.1	榨菜	4 252.6
面粉(富强粉)	2.7	蘑菇(干)	23.3
方便面	1 144.0	冬菇(干)	20.4
玉米面(黄)	2.3	冬瓜	1.8
淀粉(玉米)	6.3	生菜	32.8

食物名称	含钠量（毫克）	食物名称	含钠量（毫克）
黄豆（大豆）	2.2	荠菜	31.6
绿豆	3.2	菜花	31.6
豆浆	3.0	菠菜	85.2
豆腐（南）	3.1	花生仁（生）	3.6
扁豆	3.8	花生仁（炒）	445.1
黄豆芽	7.2	核桃	6.4
绿豆芽	4.4	麦乳精	177.8
胡萝卜	71.4	酱油	5 757.0
白萝卜	61.8	醋	262.1
土豆	2.7	白醋	225.9

常见富含钾食物含钾量（每100克食物的含量）

食物名称	含钾量（毫克）	食物名称	含钾量（毫克）
茼蒿菜	639	香蕉	223
大头菜	300	香瓜	195
豌豆苗	614	猕猴桃	206
鲍鱼菇	300	开心果	198
小番茄	298	桂圆干	251
冬笋	587	龙眼	192
绿花菜	484	阳桃	161
油菜	411	樱桃	162
草菇	394	李子	152
红苋菜	408	哈密瓜	140
孟宗笋	381	番石榴	123
菠菜	365	葡萄干	120
黄豆芽	330	黑枣	630
胡萝卜	312	红枣	432
空心菜	287	榴梿	451
凤官菜	284	草莓	262

哪些人更容易患肾脏病

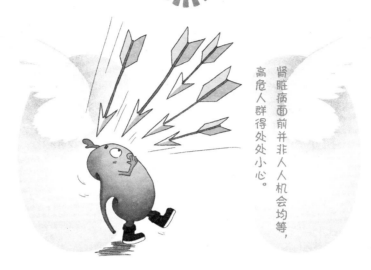

肾脏病面前并非人人机会均等，高危人群得处处小心。

随着我国经济的迅猛发展、物质生活水平的不断提高，人们的生活方式也随之改变。在充分享受物质生活的同时，强大的社会压力、家庭压力使我们身处于一个亚健康状态。尽管近年来我国医疗卫生事业不断发展，疾病筛查手段不断进步，人们关注防治慢性病的意识不断增强，但慢性病的发病率仍逐年上升，并已成为当今世界的头号杀手。慢性肾脏病是最常见的慢性病之一，我国是该病的高发地区。因其发病隐匿，早期临床症状不典型，治疗不及时往往会延误最佳治疗时机，导致长时间药物治疗，且治疗效果不好。提高忧患意识，了解慢性肾脏病的易感因素，对于正确预防和治疗肾脏病是至关重要的。

那么，什么样的人群是肾脏病的易感人群呢？

1. 首先，从大家自身存在的潜在危险因素说起。不同类型肾脏病的好发年龄、性别均不同，所以说每个年龄层、不同性别的人群都应该注意保护好自己的肾，从日常生活的点点滴滴做起，防患于未然。

（1）从年龄来看，儿童一般应着重注意遗传性疾病、感染性疾病及过敏性紫癜等。幼儿及青少年常多见肾小球肾脏病（儿科学上一般称为单纯性肾脏病），临床上指以"肾病综合征"的特点为突出表现，而没有血尿、高血压及肾功能损害的一组原发性肾小球疾病，如未及时治疗，成年后可能迁延为慢性肾小球肾炎，故儿童患急性感染（特别是咽喉炎、扁桃体炎、猩红热等）时家长应该重视，及时并彻底地治疗；而中青年应着重注意结缔组织疾病、感染和药物等引起的肾损害；老年人则应着重注意代谢性疾病（糖尿病肾病、痛风肾等）、良性小动脉肾硬化症及肿瘤等引起的继发性肾脏病。

（2）从性别来说，主要在泌尿系统感染中体现出来。比如肾盂肾炎好发于女性，特别是育龄妇女。这是由女性泌尿系统的解剖特点及生理特点决定的。女性尿道较短，长度为 3～5 厘米，直而宽，尿道括约肌肌力较弱，细菌易从尿道口进入膀胱，形成上行性尿路感染。与成年女性相比，成年男子尿道较长，为 17～20 厘米，且前列腺液有杀菌作用，故男性发病率明显低于女性。另外，女性的尿道口与阴道口、肛门相毗邻，阴道与肛门都有大量的细菌滋生，这为尿路感染的发生提供了又一个"有利"条件。育龄女性怀孕后输尿管会变长、增粗，又因受孕激素的影响，管壁的平滑肌松弛，蠕动减少、减弱。到孕晚期，膨大的子宫压迫膀胱和输尿管，这些都会造成尿流不畅和尿潴留。潴留的尿液不仅对泌尿道的黏膜有刺激作用，而且还容易使细菌滋生。妊娠后尿液中的葡萄糖、氨基酸等营养物质增多，这也是细菌繁殖的"有利"条件。

谈到解决方法，广大女士们需注意以下几点：①多喝水、勤排尿、不憋尿、避免着凉等诱发尿路感染的因素发生；②对于已婚者来说，要注意双方外生殖器的清洁卫生，性生活前后最好各清洗一次，性生活后排尿一次，有助于冲掉进入尿道的细菌；③平时可多吃西瓜、冬瓜、黄瓜、绿豆等具有除湿、解毒及利尿作用的食物；④确定为尿路感染后，如需长期药物治疗，则应注意药物的副作用和病菌的耐药性，在医生的指导下正确用药。还应多参加体育锻炼以增强机体防御疾病的能力。

某些自身免疫性疾病如系统性红斑狼疮等，年轻女性好发，多累及肾，也需要引起大家的重视。

2. 其次，主要从以下这些"肾杀手"说起。很多人通常忽视自己的健康，等到症状严重时，再来就诊，那时肾可能已经出现了慢性改变，这样会导致长期用药治疗，严重影响日后的生活质量，如果再不加以重视,甚至会走上透析的道路。这种慢性肾脏病的发病是由多种因素共同造成的,但具有以下危险因素的人群发病率明显增高。如果发现自己有如下危险因素,就应该高度警惕。

(1)糖尿病患者群。近年来,随着社会经济的发展,人们的饮食结构和生活方式也发生了改变,糖尿病的发病率随之逐年升高,其中20%～40%的糖尿病患者有发生糖尿病肾病的可能。这类人群多数为中老年糖尿病患者,病程多在5年以上,常同时伴有视网膜病变、末梢神经炎等糖尿病并发症。所以请广大的糖尿病患者一定注意饮食,适当运动,控制血糖,定期检查尿白蛋白排泄率,以便尽早发现并早期干预糖尿病肾病。

(2)高血压人群。长期高血压容易造成肾内高压和血管硬化,进而导致肾缺血、硬化等,随之出现患者尿白蛋白排泄率增加、夜尿增多,严重者可引起肾功能减退。所以,严格控制血压对保护肾极为重要。除药物治疗外,还应注意休息,保证睡眠,适当运动,特别值得一提的是控制盐的摄入量。我们饮食中的盐分95%是由肾代谢掉的,摄入太多,肾的负担就被迫加重了,再加上盐中的钠会导致人体水分不易排出,又进一步加重肾的负担。所以高血压患者,一定要注意低盐饮食。科学的摄盐量是每天应该控制在6克以内,而其中有3克可以直接从日常食物中获得,因此,食物调味时应该保持在3克以内。值得注意的是,方便面中的盐分特别多,经常吃的人最好减量食用。

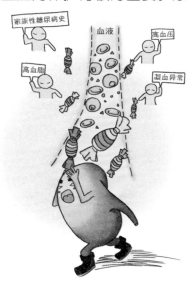

(3)老年人。随着年龄的增大,身体各器官包括肾的功能逐渐减退,尤其是患有心血管疾病和有肾脏病家族史的人更容易得慢性肾脏病。老年人尤须警惕肾动脉硬化带来的肾损伤。

(4)代谢性疾病患者。①高脂血症:容易罹患心血管疾病,也易造成动脉粥样硬化,肾动脉粥样硬化可以引起肾缺血损伤;同时,高脂血症患者新陈代谢紊乱,必然会增加肾负荷,所以这类患者容易患慢性肾脏病。②高尿酸血症:人体每日代谢产生的尿酸经过肾排出体外。尿酸在血液中的最高溶解度是 420 微摩/升,如果超过了这个值,尿酸盐结晶便会在人体组织内沉积。慢性尿酸性肾脏病就是因为过多的尿酸盐结晶沉积在肾引起的,临床表现有腰痛、夜尿增多以及血压升高,甚至出现蛋白尿、血尿等症状,严重者可进展为尿毒症。另外,痛风性肾结石的发病率也是相当高的,当尿酸逐步增高,尿酸盐结晶日积月累,患有痛风性肾结石的可能性便会增加。

(5)各种感染性疾病(肝炎、结核病、艾滋病、血吸虫病等)也能引起肾功能损伤。

(6)自身免疫性疾病(如系统性红斑狼疮等)的人群,免疫介导的继发性肾脏病的发病率仍然较高。如果发现自己有脱发、光过敏、关节肿痛、无痛性口腔溃疡等症状,同时尿常规和肾功能有异常的话,要尽早找肾脏病专科医生就诊。

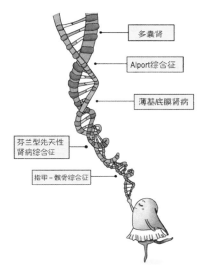

(7)滥用药物或不规范用药所致的药物性肾损害也是肾脏病发病率逐年增高的另一个不可忽视的原因。药物通过肾排泄,一些药物含有肾毒性成分,长期使用容易对肾造成伤害,如解热镇痛类药物,含马兜铃酸的中药、中成药。某些保健品、减肥药也可能含有对肾有损害作用的成分。大量口服这些药物可能引起急、慢性肾衰竭,希望大家注意。

(8)肾脏病家族史。目前研究表明,除了一些遗传性和先天性的肾脏病外,很多慢性肾脏病有家族聚集倾向,相对于没有肾脏病家族史的人,家族中有慢性肾脏病患者的人更易患肾脏病。

(9)泌尿系统感染、尿路梗阻反复发作,以及高蛋白饮食、吸烟、过度饮酒、低出生体重的人群也易患慢性肾脏病。

(10)长期使用电脑工作的人群易患肾脏病。我国肾脏病发病职业调查中有一个现象值得引起大家的注意,即长期使用电脑工作的人群占了 16% 的比例。这部分人的共同特点为,每天长时间坐在电脑旁工作,缺乏运动;长期的加班、熬夜、失眠是最大的特点。所以这部分人要多锻炼以增强体质,注意保证足够的休息。

健康无小病,我们应该养成良好的生活习惯。如果您是易感人群更应注意定期体检。如果您是肾脏病患者,请到正规医院,并积极地配合医生检查、治疗,别忽视了肾脏病。

压倒肾最沉重的一击是什么

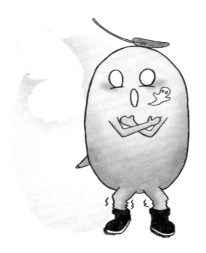

高血压和蛋白尿是压在慢性肾脏病头上的两座大山。危难时刻,你必须知道,谁才是落井下石的那个。

一般说来,慢性肾衰竭的病程是渐进性发展的,病程比较长,从发病早期到晚期常常要经历数年乃至十几年的时间,但是在病程的某一阶段,如果有一些外来因素干扰的话,就可以引起慢性肾脏病的急性加重,肾功能出现急剧恶化,给日常生活带来严重影响,甚至威胁患者生命。这些导致肾功能进一步受损的诱发因素往往是可逆的,因此,认真寻找能加重慢性肾脏病病情的因素并积极治疗,有可能使肾功能恢复到原有水平,从而延缓慢性肾功能不全的进程。下面就加重慢性肾脏病病情的因素做一详细介绍。

慢性肾衰竭是由多种慢性疾病引起肾损害,并使机体在排泄代谢产物和调节水、电解质、酸碱平衡等方面出现紊乱的综合征。引起慢性肾衰竭的常见疾病包括原发性肾小球肾炎、原发性高血压、糖尿病、缺血性肾脏病等。对上述疾病进行及时有效的治疗,可以有效延缓慢性肾衰竭的进展。在慢性肾衰竭的治疗过程中,劳累、感染、高蛋白饮食、高血糖控制不满意等因素可使原发病复发或加重,肾功能出现急剧恶化,迅速进展至终末期。因此,对原发病坚持长期合理治疗,避免或消除慢性肾衰竭急剧恶化的危险因素,将患

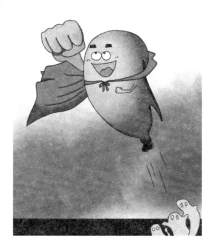

者的血压、血糖、尿蛋白等指标控制在理想范围,是慢性肾衰竭防治中的一项基础工作。具体防治措施有:

1. 及时、有效地控制高血压　尿蛋白>1 克/24 小时,血压<16.67/10.00 千帕(125/75 毫米汞柱);尿蛋白<1 克/24 小时,血压<17.33/10.67 千帕(130/80 毫米汞柱)。

2. 控制血糖　使糖尿病患者空腹血糖控制在 5.0~7.2 毫摩/升,睡前 6.1~8.3 毫摩/升,糖化血红蛋白<7%。

3. 控制蛋白尿　将患者蛋白尿控制在 0.5 克/24 小时以下。

肾局部血供急剧减少 <<<

肾动脉狭窄是由多种病因引起的肾血管疾病,常引起肾血管性高血压和缺血性肾脏病,其病因包括动脉粥样硬化、大动脉炎等。肾动脉狭窄引起肾血流动力学异常,进而导致肾小球硬化、肾小管萎缩及肾间质纤维化。肾动脉狭窄的慢性肾衰竭患者在选用降压药时,尤其注意血管紧张素转化酶抑制剂(ACEI)及血管紧张素Ⅱ受体拮抗剂(ARB)

类降压药物，双侧肾动脉狭窄是绝对禁忌证。这是因为双侧肾动脉狭窄使肾血流量减少，血管紧张素Ⅱ可通过收缩出球小动脉维持肾小球灌注压，而 ACEI 及 ARB 类降压药物主要扩张出球小动脉，导致残存肾单位低灌注、低滤过，造成肾功能急剧恶化。对慢性肾衰竭患者，如出现此类情况，及时停止用药，可使病情有一定程度的逆转，但如处理不及时，或肾功能急剧恶化极为严重，则病情的加重也可能呈不可逆性发展。

低血容量

肾的血液循环有许多特征，其中之一便是血流量大。两个肾的重量约 300 克，通常占全身体重的 0.5%，但肾血流量却占心排血量的 20%～25%。正常成年人在静息时全肾总血流量约为 1 200 毫升/分。如果将各器官每 100 克组织每分钟血流量进行比较，肾血流量是各器官中最大的。严重的肾缺血如重度外伤、大量失血、脱水和电解质平衡失调，特别是合并休克者，均易导致肾功能在慢性肾衰竭基础上的急性恶化。对于尿毒症患者，如果出现大量出血、过度使用利尿剂、大量呕吐、腹泻等均可引起血容量不足。

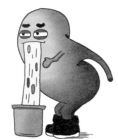

严重水肿、大量腹水可引起有效血容量不足。这些因素都会使肾的血流量下降而导致肾功能损害进一步加重，肾小球滤过率下降，肾功能进一步受损。如果适当补充有效血容量，则可使症状好转。

高血压

各种原因导致慢性肾脏病患者血压忽然升高，肾功能受损就会加重。所以要使血压维持在一个适当水平，达到既降压又确保肾一定的滤过率，延缓肾功能恶化的目的。高血压严重程度与慢性肾脏病患者的肾功能恶化程度明显相关，降低慢性肾脏病患者的平均动脉压，能有效减缓肾功能损害的进展速度。降压治疗的原则是：收缩压降低的幅度不低于原值的 30%，舒张压降至 11.73 千帕（85 毫米汞柱）以下，避免应用减少肾血流量的药物，防止血压波动过大。

使用肾毒性药物 ‹‹‹

　　由于肾血流量特别丰富,大量药物都可以进入肾。肾功能不全使药物半衰期延长、药物排泄延迟。药物对肾的损害可以引起肾小管坏死、渗透性肾脏病、梗阻性肾脏病等。对已有肾功能减退者,更易导致肾功能进一步恶化,其原因:一方面,慢性肾衰竭患者对药物副作用的易感性增加;另一方面,由于肾功能损害,药物容易在体内蓄积。在导致慢性肾衰竭急剧加重的药物中以氨基糖苷类抗生素为代表。此外,还应重视某些抗病毒药物、部分中药中的成分如马兜铃酸的毒副作用,加强药物所致肾功能恶化的防治。老年人免疫功能差,各脏器功能减退,常合并有多种疾病,用药种类多且时间长,与青壮年相比,更易出现毒性反应。

尿路梗阻 ‹‹‹

　　尿液经过肾盂、输尿管、膀胱、尿道排出体外。通常说的尿路,就是指从肾盂到尿道外口这一段尿液引流和排出的途径。在这个途径的任何部位的各种病变,使尿液引流和排出受到影响,就会造成尿路梗阻。泌尿系统内外很多病变都会引起尿路梗阻,如尿道狭窄、结石、肿瘤、外伤、腹膜后或盆腔肿物等。尿路梗阻后上端的尿路内压增高,尿液反流,导致肾受损,是加重慢性肾脏病的重要因素之一。若能及时解除阻塞原因,肾功能可有不同程度的好转。

感染 ‹‹‹

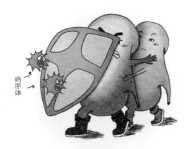

病原体→

　　感染是慢性肾脏病加重最常见的原因,包括上呼吸道感染、肺炎、胃肠炎、泌尿系统感染、皮肤感染等。慢性肾脏病患者机体细胞免疫、体液免疫功能下降,抵抗力低下,容易合并感染,特别是呼吸道及尿路感染。一旦合并感染,全身分解代谢增强,残余肾负荷加重,损伤肾小球。另外,感染可导致间质成纤维细胞增生,单核巨噬细胞及淋巴细胞浸润和细胞外基质堆积，使肾小管和间质的病变不断加重。因此，对慢性肾脏病患者，特别是那些患有易于并发感染的原发病，如糖尿病、多囊肾、肾结石、梗阻性肾脏病、慢性肾盂肾炎等，如果出现肾功能急剧恶化，同时伴有不明原因低热、脓尿等，应予高度重视，积极查找加重因素。一旦发现炎症应积极治疗。感染控制后肾衰竭症状减轻，肾功能可望得到一定程度的改善和恢复。

◥ 其他 ◢ ‹‹‹

除上述因素外，引起慢性肾衰竭急性加重的因素还有高钙血症、严重肝衰竭、妊娠等。高钙血症引起肾小球及血管钙化，使肾血流量和肾小球滤过率下降。此外，钙盐可沉积于肾造成阻塞性肾脏病，加剧肾小管间质损害。严重肝衰竭主要见于伴有腹水的晚期肝硬化或急性肝衰竭患者。严重肝衰竭时，患者的全身血流动力学发生改变，造成心输出量相对不足、肾有效血容量不足，引起肾小球滤过率下降。妊娠时，人体为适应胎儿发育和母体健康的需要，肾会发生变化，突出表现为肾体积增大，有效血流量增加，肾处于高灌注、高滤过状态，致使肾功能负担加重，引起肾功能进一步恶化，由此导致胎儿的死亡率和早产率亦较高。此外，妊娠期间易并发尿路感染，加之原有肾脏病的存在，更易损伤肾。

综上所述，对慢性肾脏病患者应加强宣传教育，早期进行治疗。高血压患者应使血压控制在理想范围内，这样可以减轻或避免肾等重要器官的损害。慢性肾衰竭患者在选择用药时，应了解药物的排泄途径、毒副作用，避免应用肾毒性药物，以免造成药物性肾损害。在导致慢性肾衰竭急性加重的诸多因素中，老年患者要重视及时控制感染，维持有效的血容量；对于中青年患者应积极控制高血压；对于慢性肾小球肾炎等原发病，应在专业医生的指导下进行长期、合理的治疗。对慢性肾衰竭病程中出现的肾功能急剧恶化，应及时、有效地处理，避免或消除慢性肾衰竭急剧恶化的危险因素，这样可使病情有一定程度的逆转。

尿毒症,是否慢性肾脏病的归宿

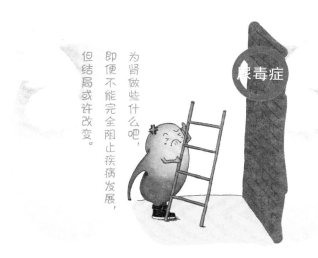

为肾做些什么吧,即便不能完全阻止疾病发展,但结局或许改变。

慢性肾脏病是一个缓慢进展的过程,并不是所有的慢性肾脏病患者都会进入尿毒症期。但如果没有及时地、适当地预防和治疗,除少数患者疾病转归可表现为临床治愈或长期稳定外,绝大多数慢性肾脏病会持续进展,肾小球滤过率逐渐或迅速下降,血肌酐升高。慢性肾脏病发展到第 5 期,即终末期肾脏病,也就是大家所熟知的"尿毒症",此时患者的肾功能已经严重受损,目前除了血液透析、腹膜透析和肾移植,还没有其他更好的办法。但是,希望广大慢性肾脏病患者不要绝望,只要及时有效地进行治疗,阻止及延缓肾功能继续恶化,实现良性带病生存是完全可以的。

如何获得较好的预后是所有慢性肾脏病患者最关心的问题。下面我们做一个详细的介绍。

坚持病因治疗 ◂ ◂ ◂

坚持病因治疗是首要措施,尤其对于早期的慢性肾脏病患者,有效的病因治疗可以延缓甚至逆转肾功能的恶化。例如,对于高血压肾小动脉硬化,如果早期积极控制血压,肾、心脏、眼底等靶器官都会受到良好的保护，不会出现肾功能恶化等情况；对于糖尿病肾病，目前多项研究证明，严格控制血糖，保持血浆糖化血红蛋白<7%，可以延缓糖尿病肾病的继续进展；对于梗阻性肾脏病，解除梗阻是治疗此病的基本措施，甚至可以使肾功能恢复至正常人水平。对于高血压肾小动脉硬化、糖尿病肾病、慢性肾小球肾炎、慢性尿酸性肾脏病等疾病，应坚持长期合理的病因治疗。

避免肾功能恶化的危险因素 <<<

如感染、血容量不足、使用肾毒性药物、泌尿道梗阻、严重高血压等（参见"压倒肾最沉重的一击是什么"）。

阻止肾脏病发展的途径 <<<

需要重点指出的是，蛋白尿不仅是慢性肾小球肾炎、糖尿病肾病等疾病的临床表现，更是慢性肾脏病和心血管疾病的一个独立的危险因素，直接针对减少尿蛋白的干预性治疗现已成为慢性肾脏病治疗的主要方法之一。血管紧张素转化酶抑制剂（ACEI，常见的有卡托普利、贝那普利、雷米普利等）和血管紧张素 II 受体拮抗剂（ARB，常见的有缬沙坦、氯沙坦、厄贝沙坦等），这两类药物除了具有大家熟知的降血压的作用外，还有其独特的减轻肾小球高滤过、减少尿蛋白的作用，同时还具有抗氧化、改善肾小球基底膜损害等作用。在用药过程中要注意药物可能的不良反应，如高血钾、首次使用会引起低血压等。当然，药物在什么时候适合用，什么时候不可以用，以及用法、用量都是有严格规定的，建议患者朋友积极到正规医院就医，在医生的指导下安全用药。另外，积极纠正贫血、改善脂代谢紊乱、戒烟等，对肾功能也有一定保护作用。

合理的饮食及营养 <<<

营养疗法在提高患者生活质量、改善预后方面发挥着重要作用。建议大家通过多种途径了解自己家里常吃的食物中蛋白质、脂肪、钙、磷等成分的含量，比如询问医生、查询图书、网络等各类资料等。

1. 低优质蛋白质饮食量——限制蛋白质的摄入量:正常成人推荐摄入量为每天每千克体重 0.8 ~ 1.2 克,而慢性肾脏病患者的蛋白质摄入量一般推荐为,每天每千克体重 0.6 ~ 0.8 克,以满足基本生理需要;动物蛋白质与植物蛋白质(包括大豆蛋白)应保持合理比例,一般两者各占一半左右。如有条件,患者在低蛋白质饮食(每天每千克体重 0.4 ~ 0.6 克)的基础上,可

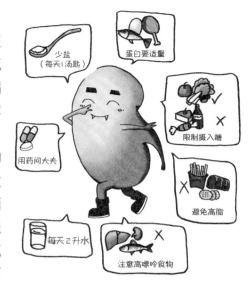

同时补充适量(每天每千克体重 0.1 ~ 0.2 克)的必需氨基酸或(和)α-酮酸。质——尽量多地供给优质蛋白质:在组成人体蛋白质的 20 余种氨基酸中,有 8 种不能自身合成,只能从食物中摄取,称为必需氨基酸,如亮氨酸、色氨酸等。若某食物蛋白中的必需氨基酸种类全、数量足,且比例与人体需要相近,我们称之为"优质蛋白"。一般来说,动物蛋白质所含必需氨基酸的种类与人体需要相近,其营养价值高,吸收利用好,如蛋清、牛奶、牛肉、家禽、猪肉、鱼等。相对而言,豆类、谷物、蔬菜等食物所含的蛋白质,就不是优质蛋白质。

2. 低盐饮食　慢性肾脏病患者,肾钠代谢调节能力下降,对于肾小球疾病患者,特别强调限制盐的摄入。生活中常见的含钠高的食品如咸菜、泡菜、咸蛋、松花蛋、咸面包和挂面,等都不适合大量食用。

3. 高热量饮食　无论应用何种饮食治疗方案,慢性肾脏病患者都必须摄入足量热量,一般为每天每千克体重 125.60 ~ 146.54 千焦(30 ~ 35 千卡)[健康成人一般为 104.67 ~ 125.60 千焦(25 ~ 30 千卡)]。热量主要来源于主食,可增加进食的次数,增加点心、甜食、糖类。

4. 低脂饮食　食物挑选油脂、胆固醇含量低者。低脂饮食适用于肾功能不全或血脂升高的肾脏病患者。生活中可选食紫菜、黑木耳、洋葱、莲心、芹菜、海带、粳米等。

5. 低磷饮食　每日的磷摄入量一般应小于 600 毫克,并定期测定血磷浓度。严重的高磷血症患者,应该在医生的帮助下选用降磷药物。日常生活中常见的含磷较高的食物有:奶、豆、内脏、可乐等。

适当运动 ‹‹‹

　　许多患者都认为,只要得了肾脏病,就应该绝对休息,避免运动。其实,这是个错误的认识。大多数情况下,运动是慢性肾脏病常规治疗中不可缺少的一部分。适当运动对患者的身体功能和心理状况都会产生有益的影响,可以明显改善生活质量。

　　1. 科学锻炼的好处
①最大限度地恢复慢性肾脏病患者已经丧失或减弱了的运动功能;②提高自身机体素质;③改善疲乏无力状态;④使患者恢复生活自信,最终达到改善身体状况、回归社会的目的。

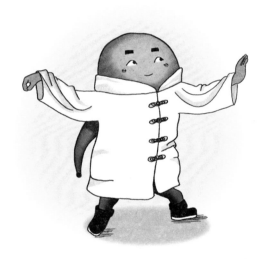

　　2. 运动的注意事项
①选择适宜的天气进行运动,天气过热或者过冷时不宜运动。②要在自我感觉良好时运动。如果发热或感冒,彻底恢复两天以后再运动。③判断运动量大小是否适合,运动前后最好测量脉搏、血压,并做好记录。④循序渐进,逐步适应;注意自我感觉,若有不适,立即中止。

控制并发症 ‹‹‹

　　如果疾病没有得到良好的控制,慢性肾脏病发展到后期会出现全身各个系统的并发症,严重影响慢性肾脏病患者的健康。此时,为了尽可能地提高患者的生存质量,保护残肾功能,我们应该在防治并发症上下功夫了。

1. 心血管病变　心血管病变是慢性肾脏病患者的主要并发症之一，也是其最常见的死因。包括高血压、左心室肥厚、心力衰竭、心肌梗死、尿毒症性心肌病、心包病变、血管钙化和动脉粥样硬化等。概略介绍如下：

（1）高血压　高血压控制目标为：当尿蛋白<1克/天时，血压应<17.33/10.67千帕（130/80毫米汞柱）；当尿蛋白>1克/天时，血压应<16.67/10.00千帕（125/75毫米汞柱）；并尽可能将尿蛋白降至<1克/天；但应避免血压过低影响肾以及心脑血管血流灌注，建议尽量避免收缩压低于14.67千帕（110毫米汞柱）。

降压原则：

🔵🔵 生活方式改变，注意休息，强调低盐饮食。

🔵🔵 前述降低尿蛋白时提到的ACEI和ARB类药物是治疗肾性高血压的首选，但肌酐过高的患者须慎用。

🔵🔵 可联合钙离子拮抗剂，如硝苯地平、尼卡地平、氨氯地平等。

🔵🔵 可联合α/β肾上腺素受体拮抗剂，如阿罗洛尔、美托洛尔、乌拉地尔等。

🔵🔵 在医生的指导下选择降压药，并注意各种药物的不良反应。

（2）心力衰竭　是尿毒症患者最常见的死因之一。原因大多与水钠潴留、高血压、尿毒症毒素损害心肌等有关。急性发作时可出现呼吸困难、不能平卧、咳粉红色泡沫痰等症状。一旦出现类似症状，患者应尽量取坐位，双腿下垂以减轻心脏负担，并及时就医，全力配合医生渡过难关。

2. 肾性贫血　通常情况下，慢性肾脏病在3期以后即会出现贫血。许多尿毒症症状与贫血直接相关，贫血会导致疲倦、乏力、怕冷、认知功能下降、头晕、厌食、失眠、抑郁、免疫功能下降等。而长期贫血又可造成众多心血管病变，后者常常是慢性肾脏病患者致死的真正原因。因此，纠正贫血一直是慢性肾脏病患者的主要治疗内容之一。

对于肾性贫血，临床治疗主要靠药物，其次还有透析、输血等其他手段。

（1）药物治疗　在造血原料充足的前提下使用促红细胞生成素（EPO）。市场上的EPO均为针剂，对于改善贫血的有效率达90%以上，建议患者在医生的帮助下确定用法以及用量。目前常用的造血原料基本都有口服药，包括铁剂、维生素 B_6、维生素 B_{12}、叶酸等；部分患者口服铁剂吸收较差，需要经静脉输液的方法补充，透析的患者最好选用静脉补铁。

（2）透析　通过透析可以排除血中代谢废物及尿毒症毒素，延长红细胞寿命。但透析对改善贫血作用甚微。

（3）输血　尿毒症患者对贫血耐受力较强，过多输血又有危险，故不鼓励通过输血的方式来纠正贫血。只有在某些特定情况下，经医生同意后才可以输血。

3. 矿物质和骨代谢异常　矿物质骨代谢异常是一种全身性疾病，主要包括：

（1）高血磷

　　❤❤ 高血磷的危害：高血磷除了引发继发性甲状旁腺功能亢进、维生素 D 代谢障碍、肾性骨病外，还能引起严重心脑血管事件，使终末期肾脏病患者死亡率增高。

　　❤❤ 高血磷的应对措施：坚持低磷饮食；如果通过饮食控制仍不能使血磷达标，则应使用磷结合剂。目前最常用含钙的磷结合剂有碳酸钙及醋酸钙；存在高钙血症的患者应使用不含钙的磷结合剂，如碳酸镧、司维拉姆等。

（2）血钙代谢紊乱

　　❤❤ 低血钙：多数慢性肾脏病患者后期会出现低血钙。可有手指、脚趾及口周的感觉异常，四肢发麻、刺痛，手足抽搐；低血钙也能引起甲状旁腺功能亢进。

　　❤❤ 高血钙：部分患者由于口服大剂量含钙的磷结合剂和活性维生素 D，以及应用高钙透析液透析，出现高钙血症。高血钙的危害主要是导致血管和心脏瓣膜钙化，增加心血管疾病死亡率。

　　❤❤ 建议：慢性肾脏病 3、4 期的患者应维持血钙在正常范围，5 期的患者尽可能地维持在正常水平的低限。对于低血钙而言，如果食物中的钙不能满足需要，可口服钙盐或维生素 D 制剂。如果血钙高于目标值，应该针对可能引起血钙水平升高的因素调整治疗方案。

科学烹调能够促进钙的吸收。例如吃蔬菜时应先将蔬菜用沸水焯一下,使草酸先溶于水再炒食,能够更多地吸收钙质,同时也使菜叶上可能的残存有机磷农药洗掉,减少磷的摄入。吃米饭时应先将大米在水中浸泡后再洗,可以增加植酸酶的活性;将面粉、玉米粉、豆粉发酵并延长发酵时间,可使植酸水解,使游离钙增加。避免过量饮酒,以免影响钙的吸收。

（3）继发性甲状旁腺功能亢进和肾性骨病

☯ 什么是甲状旁腺功能亢进? 首先要了解什么是PTH。PTH是"甲状旁腺激素"的英文简写,它是由颈部的甲状旁腺分泌的一种激素,主要功能是升高血钙和降低血磷。慢性肾脏病时血钙、血磷的异常,以及肾灭活PTH减少等机制共同导致血PTH水平升高,即继发性甲状旁腺功能亢进。

☯ 什么是肾性骨病? 过多的PTH使骨质溶解加速,出现骨质普遍性脱钙,长期进展则出现肾性骨营养不良症(简称肾性骨病)。此病相当常见,主要表现为骨质疏松、骨纤维化等,局部或全身的骨骼疼痛,行走困难,重者卧床不起,甚至连翻身也很困难。身材可变矮数厘米至十余厘米,还有骨骼畸形和病理性骨折。

☯ 治疗:在控制血磷及调整血钙的基础上可应用活性维生素D(骨化三醇),抑制PTH分泌。经药物治疗仍不能控制时,应该考虑手术切除甲状旁腺。当前,对于肾性骨病的治疗尚不能令人满意,有待我们共同关注,不断完善,不断提高。

4.离子紊乱及代谢性酸碱平衡紊乱 发生肾衰竭的时候,患者最先出现的紊乱是水、电解质、酸碱平衡失调。

（1）钾的平衡失调 随着肾排钾能力下降,慢性肾脏病患者易于出现血钾升高。高血钾对心脏的危害极大,会导致心律失常,严重者可致心搏骤停,故应积极预防高钾血症的发生。应严格限制钾的摄入,及时纠正酸中毒,适当使用利尿剂增加钾的排出。已经发生的高钾血症必须及时就诊,及时治疗,药物降钾效果不佳时可以选择透析。而有时由于钾摄入不足、应用利尿剂等原因,又会出现低钾血症。低钾的治疗主要是合理使用利尿剂,多食含钾高的食物,也可口服"钾片"或"钾水"。

（2）代谢性酸中毒 酸中毒可明显增加肌肉蛋白质的分解代谢,导致营养不良。因此,纠正酸中毒可以改善患者的营养状况,增加晚期患者的存活率。主要方法为口服碳酸氢钠，必要时可静脉输入。对有心力衰竭的患者静脉输入碳酸氢钠时应格外注意控制速度及总量。

（3）钠水平衡失调　肾衰竭时常有不同程度的钠水潴留，发生水肿、高血压和心力衰竭。此时，应适当限制钠摄入量，一般氯化钠（食盐）不应超过 6 克/天，个别严重病例可限制至 3 克/天；有明显水肿、高血压者也可根据需要在医生的指导下使用呋塞米等利尿剂。

总之，如果在适当运动、科学饮食的基础上，能够积极治疗原发病，早期防治并发症，就可能长期维持肾功能在稳定的状态，保证良好的生活质量。